吃出聪明大脑

褚四红/主编

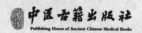

中医古籍出版社
Publishing House of Ancient Chinese Medical Books

图书在版编目（CIP）数据

吃出聪明大脑 / 褚四红主编. —— 北京：中医古籍
出版社, 2022.4
ISBN 978-7-5152-2290-5

Ⅰ.①吃… Ⅱ.①褚… Ⅲ.①食品营养－关系－脑－
保健 Ⅳ.①R161.1

中国版本图书馆CIP数据核字(2021)第148609号

吃出聪明大脑

主编　褚四红

策划编辑　姚强
责任编辑　张凤霞
封面设计　李荣
出版发行　中医古籍出版社
社　　址　北京市东城区东直门内南小街 16 号 (100700)
电　　话　010-64089446（总编室）010-64002949（发行部）
网　　址　www.zhongyiguji.com.cn
印　　刷　天津海德伟业印务有限公司
开　　本　640mm×910mm　1/16
印　　张　16
字　　数　240 千字
版　　次　2022 年 4 月第 1 版　2022 年 4 月第 1 次印刷
书　　号　ISBN 978-7-5152-2290-5
定　　价　69.00 元

前言
PREFACE

　　大脑是人体的"司令部"，它是人体活动的控制中心。健康的大脑可以使人体的潜能得到更有效的发挥，使人拥有稳定的情绪和积极乐观的态度，更重要的是，健康的大脑可以让人拥有出众的思维能力和创造力。如果大脑健康出现问题，人体的各种功能均会受到不同程度的影响，所以，大脑健康是一个不容忽视的问题，必须将大脑保健作为身体维护的重中之重。

　　如何更好地保护大脑，维护大脑健康呢？调节饮食是最简单、最实用的办法。中医学早在《黄帝内经·素问》中就已提出"五谷为养、五果为助、五畜为益、五菜为充"的饮食结构，充分说明了饮食营养对人体健康的重要性。现代科学研究进一步表明，大脑的正常运作需要补充足够的蛋白质、碳水化合物、脂肪、矿物质、维生素等营养物质。通过科学的饮食使大脑营养得到全面的补充，有利于保持大脑健康，提高大脑工作效率。因此，我们在日常生活中应该充分掌握这种"以食为养"的健脑方式，借助食物营养来健脑，达到既强身又益智的目的。

　　鉴于此，本书集新颖的观点、广博的知识、简便实用的方法为一体，结合现有经验和科学权威的饮食健脑理念并参考了国内外有关饮食、营养、健脑方面的最新资料，从日常饮食中最基础的食物与营养元素着手，用通俗易懂的语言科学严谨地阐述了大脑的营养需求，以及各种食物与大脑营养的关系。同时，还简明扼要地提出了一些科学饮食新观念，指出了饮食合理搭配的原则，阐明营养全面均衡的必要性，并为读者推荐了若干个科学营养且制作简易的健脑黄金食谱，是读者了解大脑知识、科学合理健脑的指南，是操作简便且实用的健脑宝典。

本书第 1 章主要对大脑功能进行了介绍，同时破除了一些广为人们所接受的被奉为"金科玉律"的错误观念，比如，你的大脑只开发了10%。第 2 章到第 4 章主要介绍如何通过合理饮食和运动使大脑处于高效和快乐的状态。第 5 章和第 6 章介绍如何通过合理饮食帮助大脑缓解压力和疲劳。第 7 章介绍如何通过合理饮食使大脑延缓衰老。第 8 章介绍如何通过合理饮食预防一些大脑疾病，并辅助增强对这些大脑疾病治疗的疗效。第 9 章介绍如何改正影响大脑健康的不良饮食习惯。

此外，为方便读者使用，本书还按照不同年龄段、不同人群详细介绍了健脑益智、护脑防衰等基础知识与具体的食疗方法。相信本书可以满足不同年龄段、不同文化程度的读者对健康饮食、科学健脑知识的需求。在此，希望本书能为您的大脑健康保驾护航！

目录
CONTENTS

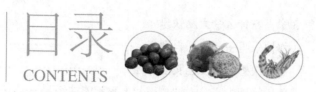

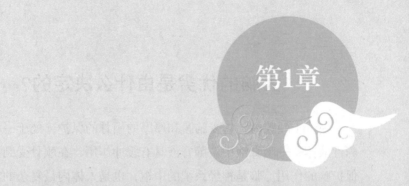

第1章

你对大脑的误解有多少？

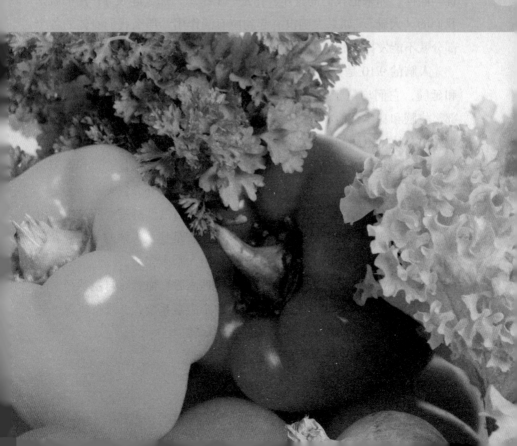

大脑的优劣是由什么决定的?

脑位于颅腔内,它受脑膜和厚厚的颅骨的保护,处于一种特殊的营养性液体——脑脊液中。脑脊液具有缓冲作用,在颅骨受到冲击时起到保护脑的作用。脑是神经系统的中枢,也是人体内最复杂的器官。脑虽然重约 1.4 千克,但所消耗的能量约占人体全部能量的 20%。

无论何种组织,都需要一位具有卓越领导才能的领导者来带领组织顺着正确的方向前进,从而达到最终的目标。如果这位领导者不能明确自己的职责,将组织引向错误的方向,那么这个组织将会非常令人担忧。同样,如果把我们的身体看作是一个组织,那么起领导作用的就是我们的"大脑"。如果大脑没有起到应有的作用,那么我们身体的各个部分就不能发挥出相应的功能。

人脑的 9/10 是大脑,其余的 1/10 包括了小脑、间脑、中脑、脑干和延髓,它们均位于大脑下方。延髓和骨髓相连,骨髓向下延伸到背部,将脑和身体其他部分的神经联系起来,组成一个神经系统。它们分别发出和执行不同的指令,各司其职:

大脑:大脑内部有很多褶皱,人们常常拿核桃仁来比喻大脑,因为两者不但外形非常相似,而且它们都由一层坚硬的外壳包裹着。

大脑由神经细胞、神经纤维以及填充在两者之间的神经胶质组织组成,它是实现大脑高级功能的高级神经中枢,是整个人体的"统领者"。人类所特有的思考、记忆和创造等功能都由大脑来完成。

间脑:位于大脑和小脑之间,主要管理内脏、血管等自主神经,间脑内有丘脑和丘脑下部,控制和调节着整个激素系统,并维持体温、进食、饮水、脑垂体激素分泌等活动的正常运转。

脑垂体:负责调整各种激素的分泌。

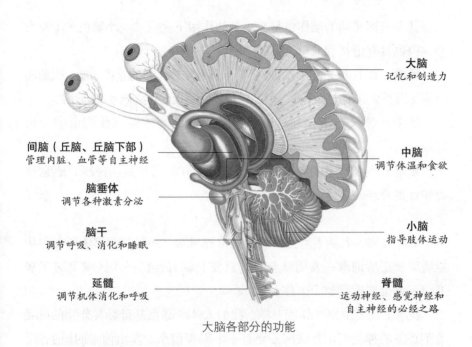

大脑
记忆和创造力

间脑(丘脑、丘脑下部)
管理内脏、血管等自主神经

脑垂体
调节各种激素分泌

脑干
调节呼吸、消化和睡眠

延髓
调节机体消化和呼吸

中脑
调节体温和食欲

小脑
指导肢体运动

脊髓
运动神经、感觉神经和
自主神经的必经之路

大脑各部分的功能

松果腺：负责调节褪黑素的分泌。

中脑：视觉与听觉的反射中枢，不但控制眼球的活动，还负责调节体温和食欲。

小脑：位于后颈部上方，头盖骨后方内侧。人脑的大部分神经元（感受刺激和传导兴奋的神经系统的功能单位）都存在于小脑。小脑具有维持人体平衡和协调运动的功能，并与条件反射和感觉器官的活动有关。比如，大脑发出"抬起大拇指"的指令，那么小脑便向与大拇指活动相关的肌肉准确传达该项指令。再比如，伸

• **丘脑**

丘脑位于间脑，所有感觉信息都会经过这里。丘脑的内部有多个核群，这些核群将视觉信息和听觉信息等感觉信息传达给大脑。

• **下丘脑**

下丘脑位于丘脑的下方，是自主神经系统的最高中枢。它控制着机体中多种重要的功能活动，如体温调节、体内平衡、饥饿、口渴等人体自主功能以及脑垂体功能调节等维持生命的相关活动。下丘脑体积很小，连脑总体积的1%都不到。

出胳膊并来回晃动的动作也是在小脑的作用下完成的。小脑虽然不及大脑，但也具有记忆和简单计算的功能。

延髓： 调节机体的消化和呼吸等，具有维持生命的重要功能。大脑和小脑受损不会立刻危及生命，但如果延髓受到损伤，人就会立即死亡。

脑干： 呼吸、消化和睡眠等维持生命的身体调节作用由脑干来完成。

脊髓： 与脑干相连，位于大脑的最下方，它是运动神经、感觉神经和自主神经的必经之路。

由此可知，大脑不但控制着人的精神活动，还控制着人体所有的功能活动。正所谓牵一发而动全身，只要大脑有任何一块区域无法正常工作，就会影响到整个人体。

就像上网需要网络环境一样，我们人体内部也遍布着人类生存和活动所必需的神经网。互联网需要有一个保存信息、发出信号的服务器，人体内的神经网同样也需要一个起到主服务器作用的器官来保存信息和下达命令，而这个器官就是大脑。

常常有人将人的大脑比作电脑，确实，大脑和电脑有很多相似的地方。人脑由140亿个神经细胞构成，一个神经细胞就类似于一台电脑。当大脑进行信息处理的时候，会将众多神经细胞连接起来，组成一个网络，将相关的信息尽可能全都调动出来，以帮助完成相关的信息检索。

那么，大脑的网络是怎么形成的呢？

脑神经细胞之间通过轴突、树突等联系在一起，形成一个网络。每当有外界刺激入侵时，这个网络就会发生变化，从而带动整个大脑对外界的刺激作出反应。这些反应过程是十分复杂和神奇的，但可以肯定的是，高速的"变"是大脑网络工作的显著特征。

我们的大脑是在无意识的状态下以瞬间的高速运转来履行职能的，并可以同时处理多个信息，这就是我们大脑的最伟大之处。所以我们可以一边开着车一边听着音乐，一边想着家人。这些复杂的事情对大脑来说，是轻而易举的。

电脑可以在几秒钟之内就计算出人脑要耗费几天才能得出的结果，但是，电脑不管经过多少次的重复计算，它在计算方法上也不会有任何的改变，电脑靠自己的程序也不会发生本身的进步，它只能按部就班地按照人类的指令进行工作。可人的大脑就不一样了，人的大脑一直在求"变"。

每一个信息进入我们的大脑，脑神经细胞之间的网络关系都会发生变化，大脑的功能也在不断地调整，朝着最有效的方向发展。比如，我们在玩游戏时，刚开始的时候因为不懂规则，所以怎么也玩不好，但玩过几遍之后，那些无用的操作就减少了，越玩越熟练，得分也越来越高。

也就是说和电脑相比，我们人类的大脑有着自动改写程序的功能，这个功能使大脑可以最有效地发挥作用。我们的大脑经常坚持不懈地做这种努力，所以在此过程中，人类对复杂事物的判断力和一些综合处理事物的能力也在不断地提高。

大脑的构造

人脑内包含约 140 亿个神经元（神经细胞）和数量几十倍于神经元的神经胶质细胞，神经胶质细胞起着支撑和保护神经元的作用。

人脑主要包含大脑、小脑、脑干 3 部分，其中大脑约占人脑总重的 90%，是脑中最大的部分。大脑的外层是大脑皮层，大脑皮层上的褶皱所形成的凸起叫作"回"，凹槽叫作"沟"，每个人大脑皮层的褶皱都不完全相同。组成大脑皮层的神经元叫作灰质，灰质的下面则是白质，白质大多是由长长的神经束或轴突组成。大脑是由左、右两个大脑半球组成，这两个脑半球通过神经纤维相联系。

通过观察大脑的切面图，可以看到大脑的其他部位。脑干上方是球状丘脑，丘脑负责传播大脑皮层从脊髓、脑干、小脑和大脑其他部位所接收的信息。下丘脑很小，靠近脑的底部，它在激素的释放过程中起着重要的作用。另一个部位是扁桃核，它控制着人体内的一些基本功能。尾状核辅助人体的运动。在大脑底部观察到的连接大脑两半球的神经纤维称为胼胝体。

正因为大脑本身就有"变"的功能，我们的脑子才会越用越灵。因为频繁动脑会使大脑网络连接更加通畅，这也预示着大脑有通过锻炼得到发展的空间。

即使过了古稀之年，人脑依旧在继续发育

生老病死，人生常态。不过，当你老的时候，你是希望别人说你"越老越糊涂"，还是希望别人说你"姜还是老的辣"呢？的确，在体能和耐力上，老年人不如年轻人。而且，人们通常认为，大脑如同所有的人体器官一样，也会随着人的衰老而变老。因为大脑的神经细胞会丢失、损耗和变性，如同一部机器的齿轮和螺丝一样会磨损、脱落。大脑衰老的最典型的表现是人的健忘、丢三落四，甚至痴呆。今天，越来越多的人患老年性痴呆就是大脑衰老的证明。

但是，不断公布的一些新的研究却

· 养脑小贴士 ·

中老年人防止头脑老化和早衰，可以做好以下几点：

（1）经常看书或报纸杂志，不要长时间上网或看电视，因为阅读能够刺激大脑，使大脑细胞更加活跃。

（2）看电视的话要有所选择，挑选那些有利于思考、积极向上的节目。

（3）有机会要经常同家人或朋友一起讨论问题，这样可以促进思考且锻炼心智。

（4）养成看报纸的好习惯，这样既能拓宽自己的视野，还能积累知识。

（5）多参加集体活动，这样既可以提高身心的反应能力，也有利于提高口头表达能力。

（6）活到老，学到老，大脑只会越用越活跃。

（7）闲暇时可以写写日记、感想或回忆录，这对于活跃思维是很有好处的。

证明，大脑的功能在过了 70 岁之后仍然可以继续强化。

　　有种说法是脑细胞的数量到死也不会增加，这种说法作为一种定论流传至今，多年来人们对其深信不疑。但是，大阪大学的冈野荣之教授在 55 岁的人脑里发现了可以生长成新的神经细胞的"前阶段细胞"。还有，瑞典的脑医学学者皮塔·埃里克森博士发现在一个 72 岁的人脑里神经细胞仍在继续增殖。

　　也就是说，尽管大脑的结构随年龄的增长有所退化，但大脑的功能，主要是认知和智慧的功能并不会衰退，反而会长时间维持，有的人还会有所增长。

　　在生活中，大器晚成者比比皆是，例如，控制论之父诺伯特·维纳（1894—1964 年），他不仅是数学家，也是哲学家。他曾说过，"数学在很大程度上来说是年轻人的游戏"。但是，他自己的思维和创新却推翻了自己的论断。通过论证所有生物和人工系统中复杂组织具有同一性的假设，他在 45 岁时出版了《控制论》一书，他的第二部重要著作《上帝与有生命的假人》是在其 70 岁时问世的。

　　再比如以色列的前总理果尔达·梅厄（1898—1974 年）是在 71 岁时才担任总理（1969—1974 年）的，她带领以色列化解了诸多重大危机，梅厄任总理时的年龄比丘吉尔 65 岁时担任英国首相还要晚。与梅厄相似的是南非第一位民选总统纳尔逊·曼德拉，他担任总统（1994—1999 年）之时已经是 76 岁高龄，在其任职期间仍然以清晰的思维和明确的方式领导着南非。

　　很多人在老年时会失去部分思维能力，甚至一部分人还会患上老年

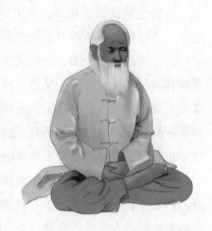

年龄增长并不意味着就可以让身体听之任之，只要每天锻炼大脑，即使到了百岁高龄，大脑的功能依然可以越磨越光，越用越好使。

性痴呆，但这并不意味着认知能力的消亡。事实上有的老年人仍然可以以多种方式来保持认知能力，可以称为"流失但依旧有力的思维"。美国前总统罗纳德·里根就很好地说明了这一点，他在第二个总统任期的后期已经是在痴呆中度日，但这并没有影响到他作为政治人物的许多正确决策。

你知道吗：大脑如果不用很快就会衰老

阿拉伯有句谚语，如果你过分珍惜你的翅膀，那你就再也不能飞翔。中国也有句谚语，刀不磨不快，脑不用不灵。要使大脑充满活力，就要经常使用大脑，不断进行观察、记忆、思维、想象等智力活动。用进废退是生物发展的一条自然法则，大脑也不例外。大脑是在学习知识、获得信息、应用知识解决问题的过程中不断发育、生长着。人的脑力工作开始得越早，脑力活动越频繁，持续的时间越长，脑细胞就越活跃，其老化过程也就越缓慢。头脑经常使用，脑细胞会更加发达。相反，大脑受到的训练越少，衰老也就越快。大脑长期不用，就会萎缩、退化。所以说，不断学习，勤于思考，是挖掘大脑潜力的根本措施。

经常进行智力活动，能使大脑保持活力，更加灵活，这已被无数的事实和科学实验所证明。受过学校教育、经常思考问题的学生，比相同年龄且缺少学校教育的孩子，头脑要好用得多，聪明得多。英国神经生理学家科斯塞利斯和米勒研究了脑电波的波形，发现勤用脑的人，老化波形出现较迟，而越是懒于思考的人，大脑越容易老化。

青少年的智力状况本来区别就不大，但是，有些同学学习时不动脑筋，抄袭作业，考试作弊，这些懒惰的同学，头脑得不到应有的锻炼，以后再与同龄人相比，会显得很迟钝。

与之相反，一些八九十岁的名医，高校年迈的老教授，以及一些学者和科学家等，虽然他们之中的许多人都已经过了古稀之年，甚至到了耄耋之年，但是他们的思维依然清晰，与人交谈依然对答如流，对于知

别让你的大脑提前进了"养老院"

不少步入中年的人们会抱怨自己的记忆力大不如前。的确，人到中年后，身体各器官的代谢能力会逐渐呈下降趋势，大脑也不例外。

研究发现，智力的发展更多地取决于脑细胞之间建立的复杂联系，而不只是取决于细胞数量。而这种脑细胞间网络联系的发展，其平均速度在成年时期要超过脑细胞减少的平均速度，即使按这样的速度递减，到80岁时丧失的脑细胞数量也还不到脑细胞总数的3%。可见，脑细胞随年龄而减少，并不是智力下降的主要原因。

为了保持旺盛的精力，延缓大脑早衰，你可以尝试以下10种方法：

（1）情：善于控制自己的情绪，任何不良情绪都会破坏大脑皮层兴奋和抑制的平衡，遇事冷静、豁达大度、宽以待人，是预防脑衰的首要原则。

（2）食：注意营养平衡，不要过量食入动物脂肪及含胆固醇的食物，而应多食蛋、鱼、豆、水果及蔬菜，防止大脑动脉硬化。

（3）氧：大脑是人体耗氧量最多的器官，脑细胞缺氧易导致思维能力及智力下降。因此要多呼吸新鲜空气，切忌用脑时门窗紧闭。

（4）动：注意锻炼身体，如散步、慢跑、体操、逛街、打太极拳等，做到劳逸结合，有利于消除大脑疲劳。

（5）睡：保持睡眠的时间和质量，以消除大脑疲劳，保证充沛的精力。失眠者要及时治疗，同时要防止对安眠药的依赖。

（6）思：保持好奇心，留心观察、分析周围的事物，强化自己的记忆力、理解力、创造力，是锻炼大脑、防止脑衰的有效方法。

（7）学：读书、学习是智慧的源泉，知识面越广，思维越开阔，大脑的工作效率就越高。然而读书学习时，用脑时间也不宜过长。

（8）手：经常活动手腕，做精细的手工活，可以保持大脑的灵活性、敏锐性，延缓脑细胞的衰老。

（9）乐：充分享受生活的乐趣，看电视、看电影、听音乐、听戏或周末郊游等都可以提高大脑的生理功能。

（10）医：有身心疾病要及时就医治疗，尤其要警惕冠心病、神经衰弱、脑动脉硬化、头痛、视力和听力障碍，以减少对大脑的影响。

识和经历仍然能够清晰地回忆起来。世俗认为人上了年纪，就应该出现耳聋眼花的症状，但是从这些人身上我们却没有看到这些症状。这是为什么呢？因为他们从不曾让自己的大脑停止运转。勤于用脑的人不仅能使头脑健康地工作一辈子，而且还能随时随地地集中精力进行某个问题的思考。

你知道吗：左脑很爱理性，右脑很爱想象

我们的大脑可以像切苹果那样，分成左、右两部分。左右脑形状完全相同，但各自发挥着不同的作用。

左脑型的人善于从事一些有关语言、数字运算、逻辑思维等方面的工作，分析问题的能力也较强，也就是所谓的"数字型人"。这类人的数学一般都比较好，具有很强的逻辑思维能力，但是有时候比较认死理。

右脑型的人善于从事一些有关处理图像以及空间想象、音乐、综合判断能力方面的工作，具有出色的直观能力，这种类型的人被称为"模拟型人"，能够从总体上大致把握事态的发展，并能对一个突发事件迅

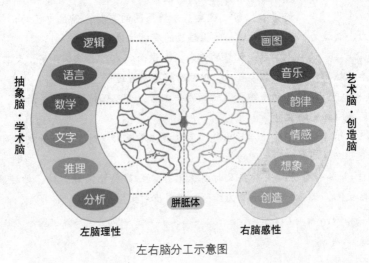

左右脑分工示意图

速作出判断。如果用在学校教育上，这类人具有美术和音乐天赋，但是一般数学都不太好。

男人逛街时，会直接找到自己要买的东西，然后付款走人。而女人却总是习惯左看看右瞧瞧，不逛上一会儿绝不罢休。为什么男人和女人的行为举止会存在这么大的差别呢? 这是因为男人善于使用左脑，想到什么就立马付诸行动；而女人则更多地用到右脑，她们会先进行比较分析，然后再做决定。

因此，想培养出一个 IQ（智商）高的孩子，就要将重点放在促进孩子左脑的发育上，而要想培养一个 EQ（情商）高的孩子，则要多多刺激他的右脑。

※测一测　你是左脑型还是右脑型?

知道自己属于左脑型还是右脑型之后，才会更有利于才能的发挥，更迅速找到适合自己的工作。在寻找适合自己的工作的过程中，要有不怕失败的精神，尽量多去体验。

为了弄清楚你到底属于何种类型，请回答以下几个问题。如果肯定的答案有四个或四个以上，那么多半属于"右脑型"，如果肯定的答案在三个或三个以下，多半属于"左脑型"。

（1）不喜欢死记硬背公式之类的知识。

（2）不在意一些小错误。

（3）喜欢和他人聊天。

（4）不太守时。

（5）喜欢去美术馆之类的场所。

（6）在饭馆结账的时候，从不去计算账单。

但是，大脑的左右半球并非各行其道，互不相关。左右脑通过胼胝体相连，并借此交换信息，协同合作。即便左脑具有"分析、思考

· 养脑小贴士 ·

在生活中，大部分人喜欢用右手来做事情，而右手的运动是通过左脑来控制的，我们平时的一些运动就是左脑来控制的，耳朵也是这样的。习惯用右手的人，一般在打电话想做一些记录的时候，都是右手拿着笔，听筒放在左耳上。这些动作我们完全是在无意识的状态中进行的。但是，要想让大脑得到锻炼，要想让脑神经细胞有所增加，这些无意识的动作是起不到作用的，一定要让大脑做一些有意识的动作，因此我们要经常使用平时不常用的那只手，这样就可以使大脑的左右脑都活跃起来。

和逻辑推理"功能，但如果没有右脑的"表达"功能，各项指令也是毫无意义的。如一个人很小的时候左脑受到了损伤，那么他的右脑就会起到主导作用，并代替左脑行使部分左脑的功能，如左脑的语言中枢作用就会被右脑所取代。因此，怎样使大脑左右半球都充分发挥其功能，才是我们变聪明的主要方法。

当然，我们做家长的要尽早发现强迫孩子所做的事情是不是适合他，如果不适合，就要尽快找到适合的，这样才能发挥孩子的才能。不要让大脑勉为其难，如果你让右脑型（右脑发达）的人勉为其难地学习数学和英语，不光本人痛苦，从大脑的资源配置上来说，也是一种极大的浪费。相信很多人都有这样的经历——小时候被家长强逼着去上钢琴、小提琴之类的兴趣班，但是，长大之后能从事与之相关工作的人简直是凤毛麟角。因为从大脑的工作来讲，有很多人本来就不适合于学习乐器。所以，让孩子尽可能多体验一些活动，从而发现适合孩子做的事情，这才是我们做家长应尽的责任与义务。

人们如何记忆

人脑能够储存曾经发生过的事件，在之后回忆起这些事件时，也能运用这些信息完成具体的任务，这种能力称为记忆。记忆是一个极其复杂的储存系统，常常需要许多活动的参与和协作。

例如，我们对声音的辨认便属于感官性记忆，我们通过倾听他人的发音来理解言语。由感官性记忆得来的印象被传递到记忆系统的其他两个部分，即短期记忆和长期记忆。

当我们进行数字运算这样简单的任务时，所运用的记忆便是短期记忆。要完成这个运算任务，我们必须回忆起足够长的数字。研究表明，短期记忆分为3 个阶段：语音环路（储存语言信息以备计算之用）、视觉空间缓冲器（帮助我们处理视觉形象）和中央执行器（控制其他功能）。

长期记忆是对信息进行长时间甚至是永久性的储存，它包括语义记忆和情境记忆两个部分。其中语义记忆针对常识性的事实，例如"狗"一词的含义；情境记忆则用来保存你所做事情的经验。

大错特错：我们只用了 10% 的脑力

许多声称开发大脑潜能的广告都会引用这个说辞，即"我们人类仅仅用了大脑的 10%，还有 90% 的潜力等待开发。如果你用了我的方法，你那90% 就会如何如何……"

从激励自己的角度，这句话无可厚非。勇气与坚持的确能够挖掘出人的潜力，让人更加成功。

但是，用在大脑开发、智力开发上，这句话就缺乏科学依据了，尤其随着脑科学的进步，这个说法已经被证明是错误的。

我们的大脑分成若干区域，充斥着数以百亿计的神经细胞，好比一台高效运转的机器，其所有零部件都能各尽其用。这一观点之所以盛行至今，是因为它迎合了大众的心理，使人们对自己保持了乐观的态度。

"既然在正常情况下，我们的大脑只发挥了10%的作用，那么如果我们能够开发剩下90%中哪怕很小的一部分，我们将会变得多伟大啊！"这一点深深打动着人们，这也正是这一观点的卖点所在。也就是说，不管怎样，那些所谓不聪明的人，原来是因为他们没有很好地开发其大脑的潜力，一旦人类懂得如何开发大脑，人人皆可成为爱因斯坦！

这一观点在那些对超感官知觉（ESP）和其他心理现象感兴趣的人群中颇为流行。这些人使用这一观点来阐述超感官知觉等现象的存在。将一个脱离科学实际的概念植根于科学现实是人们通常的做法，然而，如果所谓的"科学现实"也是错误的，那就荒谬得很了。

在现实生活中，人们每天都在使用大脑。如果你的大脑很大一部分都派不上用场，那么即使这部分大脑受了伤，也应该没有什么大碍。但事实当然不是这样。通过扫描正处于某特定活动状态的人脑，会发现他的某些大脑区域很活跃，这些区域可能只占一小部分，但是这并不代表其他大脑区域没有参与信息加工，它们只是在这个时候不太活跃罢了。要是真有90%大脑没有用，后果不堪设想。

另外一个关于10%谬论盛行的原因是，大脑某些区域的功能过于复杂，因而即便这部分大脑受到伤害，也看不出很大的变化。比如，一般情况下，大脑皮层额叶受伤的人仍可以完成绝大多数的普通行为，但是，他们却不能保持连贯的一系列行为，他们会在一个重要的商务会议开到一半时突然离开会议室，出去找地方吃午饭。毋庸置疑，此类病人要适应社会是非常困难的。早期神经学家不太清楚额叶的用途，原因之一是他们拿老鼠做实验。在实验室里，老鼠过的是一种异常简单的生活，它们只需要发现食物和水，然后爬上前去享用。除此之外，它们不必做太多事情，便可以无忧无虑地生存。因此，老鼠的额叶部分几乎派不上用场，而一些早期的神经学家便认为，也许额叶并没有多大用处。后来，一些更为复杂的实验驳斥了这一结论。

你知道吗:智力与脑容量没关系

智力是人们所具有的许多方面能力的综合,它涵盖了思考、推理、理解和记忆等方面的能力,影响着人们进行这些活动的速度。

智力测验是衡量智力的方法之一,常常称为智商测验。智商测验通常由语言测验和操作测验两部分组成。语言测验考查常识和理解、算术、推理、记忆等方面的能力,以及词汇量的掌握情况。操作测验考查猜谜、分析抽象图形、补充图形和解码等方面的能力。

智商测验的局限性在于它只考查某些方面的能力,忽视了其他方面,而且不考量人们在文化和语言等方面存在的差异。

很多人认为,脑越重,人越聪明,智力越高,学习能力越强,各方面都优于常人,能够取得更大的成功。但实际上,无论是成人还是儿童的大脑,其重量与智商之间都没有必然的联系。

爱因斯坦被公认为是世界上最聪明的人。他去世后,脑子被医生开颅取出,称重为 1230 克,并不比普通人脑重,也和普通人脑一样大小。不过爱因斯坦大脑的左半球,也就是与数学能力相关的部分大脑的褶皱形状比较特殊,这部分比一般人要宽 15% 左右。由此可见,脑功能的强弱和脑袋的大小、重量并无比例关系。

那么,什么样的大脑才能称为聪明的大脑呢?

要想拥有聪明的大脑,我们应根据大脑皮质各部分不同的发育时间,通过多种多样的刺激方式来刺激这个具有思考、学习和创造等功

● 大脑皮质

大脑皮质是大脑的表层,由灰质构成,神经元遍布其中。它具有通过与外部进行信息交流进行立体认知的能力,是人类进行思考、判断和创造等高级脑活动的所在地,掌管人的运动和感觉。

能的大脑皮质部分。即使是已经过了生长发育期的成人，也可通过有氧运动或刺激五感（视觉、听觉、嗅觉、味觉、触觉）的练习来增加神经元的密度，促进神经传导物质的分泌，从而达到健脑益智的效果。

（1）人类的思考、学习和创造能力都来源于大脑皮质。大脑皮质分为几个区域，每个区域都有着不同的职责。

大脑皮质包括额头部位的额叶、两耳旁的边缘叶、头顶的顶叶和后脑勺的枕叶几大部分。额叶主要负责帮助制定目标，即制订计划和出点子。边缘叶主管语言、记忆、听觉。边缘叶损伤不仅会导致失语症，而且还会出现幻觉和记忆力障碍等现象。顶叶负责处理人的动作和感觉信息。枕叶包含视觉中枢，它通过眼睛所看到的影像信息来分析事物的外形、位置和移动情况。

大脑皮质各部位的职责

位置	名称	职责
额头	额叶	负责帮助制定目标
两耳	边缘叶	主管语言、记忆、听觉
头顶	顶叶	负责处理人的动作、感觉信息
后脑勺	枕叶	分析事物的外形、位置和移动情况

大脑皮质各部位的发育时间各不相同，因此如果要想让孩子变得更聪明，最好在儿童期刺激前面的额叶，长大后刺激后脑勺的枕叶，根据大脑的特点不断变化。

从这个角度来看，过早教孩子识字并不是一个可行的教育之道，因为负责语言功能的边缘叶只有在孩子满6岁之后才会进入快速发育期。所以最好等孩子6岁以后，再通过讲故事或一起看书识字等方法给予孩子语言刺激，这样孩子才会更容易理解，学得更开心，甚至某种程度上说，这一时期语言能力的培养能够决定人一生的语言能力的高低。因此我们必须小心谨慎地对孩子进行正确的语言习惯的培养。

（2）脑细胞能够活跃工作的前提是脑部必须有充足的血液。血液中含有脑部所需的能量和氧气，而且脑神经传导物质和促使大脑分泌激素的物质也通过血液运输到身体的各个地方。所以坚持做有氧运动或增强脑功能的练习可以收到很好的效果。

（3）脑神经元之间的连接越复杂，大脑就越聪明。人类的脑神经细胞数约有 140 亿个，这和你是儿童还是成人无关。脑细胞与人体的其他细胞相比有着不同的形状和特征。每个脑细胞都能和与之连接的神经元传递信息，相互作用。

●神经元

神经元是神经系统的基本构成单位，最基本的功能是感受刺激和传导兴奋。

●神经传导物质

从包括大脑内部的体内所有神经元内发出，和相邻神经元交换信息的所有物质统称为神经传导物质。这种化学物质由突触分泌，用于神经元间的信息传递，神经传导物质有数十个种类。

·养脑小贴士·

0～3岁是人的脑神经细胞发育最活跃的时期。如果在这一时期给予孩子更多的脑部刺激，就很有可能培养出聪明的孩子。即使是成人，如果受到正面的、积极的脑部刺激，也会收到很好的效果。因此，只要坚持不懈地给予脑部适当的刺激，就能提高脑部功能，从长远来说，还能有效预防脑功能的退化和老年痴呆症。

神经元上有起着交换信息作用的分支。神经细胞内还存在着神经传导物质，它本身也是信号的一种。要想提高大脑功能，最基本的就是增加脑细胞的分支，并充分制造出更多的神经传导物质。

因此，决定大脑聪明与否的是脑细胞的分支数和神经传导物质的多少。打个比方，如果从出发地通往目的地的路线有很多条，就可以很好地分散车流，解决交通堵塞的问题。

同样，神经元之间连接的点越多，脑部各种信息的处理速度就会越快。通过多种方法刺激人体的五感可有效增加脑神经元连接网的密度。

一项调查研究显示，受感觉刺激较多长大的小白鼠，其脑神经元和大脑皮质比一般的小白鼠要大且厚，脑神经元之间的连接也更为复杂，神经元末端会分泌出更多的神经传导物质。因此这个小白鼠比其他小白鼠聪明伶俐，学东西的速度也更快。日常生活中的一些不经意的动作，比如活动肌肉，闻香熏精油的气味，或是品尝没吃过的食物等，都对脑神经细胞的生长发育有促进作用。

善待 5 大脑区，获得幸福人生

接下来将逐一介绍大脑的五大脑区系统，它们不仅同我们的日常行为有密切关系，也是人之所以为万物之灵的关键。首先是位于大脑中央的深层边缘系统，接下来是基底神经节。第三部分是前额叶皮质，位于脑的前端，它扮演着监督者的角色，协助我们保持专注、拟订计划、控制冲动、做出决策。第四部分称为扣带回系统，它是一条长长的从前额叶中央穿过的带状物，它的功能就像是我们开车时的"换挡"，它可以让人的注意力从一种思维转换到另一种思维，并可以在不同的行为之间转换。最后一部分是颞叶，位于太阳穴下方、眼睛后方，涉及记忆、理解语言、判断面部表情以及情绪控制。我们要了解这些脑区系统的功能，帮助自己从一个全新的角度去理解自己和他人。

1号脑区：深层边缘系统——情绪过滤器

深层边缘系统位于大脑靠近中央的位置，是一组位于大脑最深层的神经组织，是边缘系统的内圈，环绕在基底神经节里，包括丘脑、下丘脑及周围组织，是我们的情绪中枢。你可以按照自己的意愿产生积极或消极的情绪。

（1）为你设定情绪的基调。当深层边缘系统激活水平较低的时候，我们常常会有积极、溢满希望的心理状态。而当它被激活，或者过度激

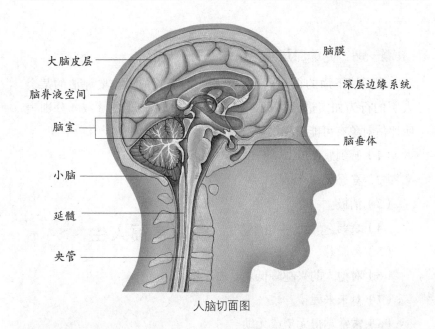

人脑切面图

活时，消极的情绪就会占主导。深层边缘系统产生的情绪阴影将会成为我们认知日常生活事件时的过滤器。经前期综合征（PMS）就是一个可以用来解释情绪阴影原理的经典例子，经前期综合征患者在月经开始前5～10天内，会出现深层边缘系统的过度激活，随着激素的降低，该神经系统的功能还会变得越来越活跃。通常经前期综合征患者在月经周期结束后的第一周心情会很高兴，也会对自己的丈夫深情款款、爱意浓浓。而等到她月经开始前10天，她就会变得异常烦躁，脸上也总是挂着不悦之色和"别烦我"的表情。然后，在她经期结束之后的几天，她又会恢复到积极、深情和充满热情的状态。

一些研究还表明，深层边缘系统（包括深层颞叶的部分）负责对高度情绪化的记忆进行存储，这些情绪化的信息既包含积极的情绪，也包含消极的情绪。如果你曾经因为某些严重的事故而受伤，比如车祸或者目睹自己家的房屋被烧毁，抑或你曾经被父母或配偶虐待，那么这些记忆中的情绪就会储存在大脑的深层边缘系统当中。同样，如果你中了彩票，或者是以优异的成绩毕业，抑或目睹自己孩子的诞生，那么这些情

※测一测　你的深层边缘系统是否有问题

请阅读下面的行为列表，并根据自己（或者你要评估的某个人）的行为如实进行打分。如果结果有5个以上的3或4分则表明评估对象有可能有深层边缘系统上的问题。

（1）感到悲伤。

（2）喜怒无常。

（3）消极。

（4）衰弱。

（5）易激惹。

（6）对他人的兴趣降低。

（7）对未来无望。

（8）常常觉得无望或无助。

（9）对一切感到不满意或者厌倦。

（10）内疚感过重。

（11）想自杀。

（12）哭泣。

（13）对有趣的事情缺乏兴趣。

（14）睡眠状态改变（太多或者太少）。

（15）食欲改变（太多或者太少）。

（16）低自尊。

（17）性欲减退。

（18）对气味的敏感度降低。

（19）健忘。

（20）注意力难以集中。

0= 从来没有　1= 很少　2= 偶尔　3= 经常　4= 频繁

绪性的记忆也会被储存在那里。我们所有的情绪记忆经验在某种程度上决定了我们心理状态的情绪基调。我们经历中的稳定、积极事件越多,就越容易感到愉快;而我们在生活中的创伤越多,也会更容易被推向消极的情绪状态中去。

(2)对动机和驱力产生影响。由于深层边缘系统会对动机产生影响,人们有时会对生活和工作表现出一种"不在乎"的态度,因为他们对事情结果不抱希望,所以也没有意志力完成那些事情。深层边缘系统,尤其是下丘脑结构,控制着睡眠和食欲,因此这部分神经系统的功能障碍会导致睡眠和食欲的增多或减少。比如,典型抑郁症患者会没有胃口,并且不管身体有多么疲倦都难以入睡,而非典型抑郁症患者的睡眠和食欲都会增强。

(3)影响亲子关系以及人际关系。人际关系和深层边缘系统有密切的联系。最基础的人际关系就是母婴关系。在孩子出生后,母亲的激素水平会发生短暂的变化,虽然短暂,却仍会引发母亲深层边缘系统或者情绪问题。如果这种心理障碍的表现比较温和,常常被称为"婴儿期忧伤",而表现得比较严重时,就会成为产后抑郁症或者精神疾病。患这类心理疾病的母亲,其大脑的深层边缘系统常常异常的活跃,继而在亲子关系的建立上就会表现出明显的障碍。母亲可能会在情感上回避婴儿,使孩子无法正常地发育。所以,那些不能"健康成长"的婴儿,比如体重过

·养脑小贴士·

体育锻炼对深层边缘系统有很好的治疗作用,这是因为深层边缘系统中有很多内啡肽受体,而体育锻炼能促进内啡肽的分泌,从而给我们带来健康愉悦的感受。体育锻炼还能提升大脑的供血程度,这会给大脑提供更多、更好的营养,使脑功能更加健全。一个纤细或者瘦弱的身体是不会健康的,大脑也一样。良好的血液循环使深层边缘系统恢复健康,继而影响个体的心境。

低或者发育迟滞的婴儿，其背后常常有一个不愿建立情感联系的母亲。

在这类案例中，母亲深层边缘系统的异常活动会导致婴儿的生长发育出现障碍，而外界一些阻断人类社交关系的事件也会引发深层边缘系统的障碍。这些情况会在人生的任何阶段发生，因此，我们要与他人建立良好的人际关系，这有助于调节身心健康，保持乐观积极的态度。

（4）直接参与对气味的感觉加工过程。嗅觉系统是5大感觉系统中唯一能够通过感受器官连接到大脑加工脑区的。其他感觉系统（听觉、视觉、触觉和味觉）都必须通过神经系统，才能把信息输送到加工这些信息的不同脑区。由于嗅觉信息是直接传到深层边缘系统的，因此气味的好坏直接影响着深层边缘系统所影响的情绪状态，这也就是为什么闻到花香和美好的气味，我们就能感到心情愉快和舒畅，并且香味能够吸引旁人的注意，而臭臭的气味则会让人心生厌恶，只想快快离去。

2号脑区：基底神经节——焦虑制造机

基底神经节是大脑中央部位被深层边缘系统包围的一个神经核结构，主要负责整合情绪和行为，转换和连贯精细动作，设定身体的无任务状态活动水平或焦虑水平，调节动机水平以及引发快乐或狂喜等情绪。

（1）情绪、思维和行为的整合是发生在基底神经节上的。这就是你为什么兴奋的时候会跳起来、大声欢笑，紧张的时候会发抖，害怕的时候呆在原地不动。基底神经节能够将情绪、思维和身体动作非常流畅地结合在一起，但是当输入的信息太多的时候，它们的功能会被暂时锁定。当许多人听到某一震惊的消息时，会恐惧得呆在原地一动不动，恐惧得嘴不能说话，眼睛瞳孔放大。

我们常常可以在有焦虑倾向的人或焦虑症患者身上看到这样的例子。当基底神经节过度启动时，人们往往会被充满压力的情境击垮，做出思维或行为上的呆立或者无法动弹的反应。

（2）转换为精细的动作并使之变得流畅。这项功能影响着协调书写和运动动作。患有注意力缺陷障碍的人,字写得非常难看和潦草,书写这个动作对他们来说很困难,也让他们很有压力,为此他们常常会用打印纸来代替手写。他们认为打印更容易,因为敲打键盘不需要平滑、连续性的精细动作,只是一种开始、停止性的动作。很多有注意力障碍的人无法写出自己的想法,这被称为手指失认,即手指无法表达大脑的想法。服用一些药物可以让他们改善这种障碍。

(3)与无任务状态或者焦虑水平有关。基底神经节和身体的无任务状态或者焦虑水平有密切关系。基底神经节的过度活跃常常和焦虑、紧张、警觉性提高和恐惧感增强联系在一起,而基底神经节活动受到抑制则会带来动机、能量和主观能动性的异常。如积极工作的人、工作特别认真的人,他们基底神经节的激活水平明显比一般人要高。很多公司的CEO都有基底神经节活动增强的情况,他们也愿意长时间工作。周末对这些人来说是最难熬的时光。在工作日他们整天都高负荷运转,完成各种事项。而到了周末,没有工作安排的时候,他们会变得焦躁不安、心情不佳。休息对于他们来说非常陌生,根本就是令人感觉不适的,工作狂大概就是这么产生的。当然,这也有积极的一面,很多对社会负重要责任的人都是被基底神经节激活的状况所驱动,所以他们能长时间地工作。虽然他们也有焦虑倾向,但更多时候表现出来的则是整天忙个不停,从过度激活的基底神经节中获取了更多的精力和动机,从而成为“成功人士”。

(4)与大脑控制快乐的神经环路有关。研究发现,可卡因和哌醋甲酯这两种物质和基底神经节的功能密切关系,可卡因能有效提升大脑中多巴胺的水平,药效迅速而短暂,它就像潮水一般来势汹汹,但顷刻间又消失得无影无踪。可卡因能让吸食者立刻达到最高的兴奋点,但这种感觉稍纵即逝,他们会对这种感觉上瘾。相比之下,哌醋甲酯也能提升基底神经节中已有多巴胺的水平,但是药效没那么强烈,药效的消退速度也更慢。

强烈而浪漫的爱情对大脑有类似可卡因的效应,它能使基底神经节释放多巴胺,引起兴奋。沉醉在爱情中的人就像服用了可卡因,左右两侧基底神经节的活动都非常密集，几乎达到癫痫发作时的程度。因此，爱情对于大脑确实存在着真实的生理影响，和成瘾性药物一样。

3号脑区：前额叶——大脑公司CEO

前额叶是大脑最主要的部分，它占据了大脑全部空间的1/3，位于前额下。它被划分为3个部分：背外侧前额叶（前额叶的外表部分）、眶额回（前额下方的大脑部分）和扣带回（位于额叶的中央地带）。扣带回通常被认为是边缘系统的一部分，背外侧前额叶和眶额回被认为是大脑控制的中枢。

前额叶是大脑进化程度最高的部分，负责集中注意力，提高注意广度、判断力，控制冲动和学会判断性思维，它控制着我们认识情境、组织思维、制订计划以及执行计划的能力。所以，它的功能对我们实现自己生活中的各项目标来说是非常重要的。

（1）引领我们朝着目标行动。前额叶是大脑负责观察、监控、引导、指挥和关注行为的神经系统结构。它监控"执行功能"，这是一种管理能力，比如时间管理、判断、冲动控制、计划、组织和判断性思维等。人类是一种能思考、提前计划、合理地支配时间以及与他人交流

· 养脑小贴士 ·

高蛋白质、低卡路里的食物对治愈患有前额叶障碍的人说是最有效的。用以获取蛋白质的食物主要包括瘦肉、鸡蛋、低脂奶酪、杏仁和豆类等，这些食物最好和一定比例的蔬菜混合在一起吃。一顿理想的早餐应该是一份煎蛋搭配低脂奶酪和瘦肉，比如鸡肉；一顿理想的午餐应该是金枪鱼、鸡肉或者新鲜的鱼肉沙拉，搭配蔬菜；一顿理想的晚餐应该包括更多的碳水化合物食品以及瘦肉和蔬菜。摄入简单的糖类，比如蛋糕、糖果、冰激凌、糕点等，并搭配容易分解为糖类的碳水化合物，比如面包、面食、大米、土豆等食物，这对补充能量和脑力都有积极的作用。

的生物，这些能力很大程度上都是通过大脑这个区域的功能实现的。前额叶负责的管理行为对我们完成目标、有社会责任感、生活得更有效率都是非常必要的。

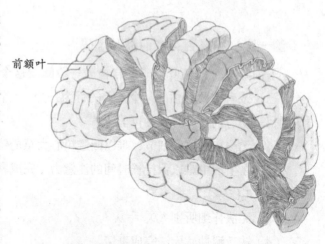

前额叶，特别是眶额回的功能使你可以在说什么或者做什么之前加以构思，然后再去行动。比如，如果你和伴侣对某件事意见不同，而你的前额叶功能良好，那么你将能用一种理性的方式处理这种冲突情境；但是，如果你的前额叶

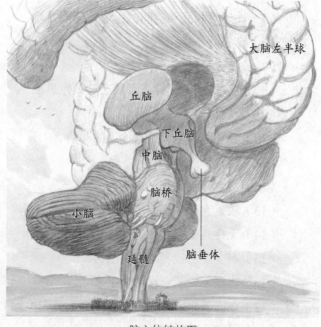

脑立体结构图

功能较弱，那么你很可能会做出一些不假思索的事情或者说一些不经大脑的话，使得情况变得更糟。前额叶能够帮助我们解决问题、预见情境的变化，并且通过经验选择出最有效的行动方式。

※测一测　你是否存在前额叶障碍

下面是一个前额叶障碍的自检表。请阅读这个行为列表，并给自己（或者你要评估的某个人）的行为打分。5个以上3或4分的项目表明有前额叶异常的可能。

（1）无法特别注意细节，难以回避粗心大意的错误。

（2）在生活中难以保持长时间的注意力（完成家庭作业、家务活、文案工作等）。

（3）无法仔细听别人说话。

（4）缺乏耐性，无法完成事情。

（5）缺乏对时间和空间的组织管理能力。

（6）容易分心。

（7）缺乏制订计划的能力。

（8）没有清晰的目标或者缺乏前瞻性思维。

（9）无法很好地表达情绪。

（10）无法很好地表达对他人的同情。

（11）白日梦过多。

（12）常常感到无聊。

（13）缺乏兴趣爱好或者缺乏动机。

（14）无精打采。

（15）有空虚感或者总觉得茫然。

（16）焦躁不安或者没法坐下来。

（17）在需要坐下来时，不能安静地坐在位置上。

（18）寻求人际冲突。

（19）说话太多或者太少。

（20）在问题还没有说完之前就不假思索地说出答案。

（21）排队时总等不及轮到自己。

（22）打断别人或者干扰别人说话（比如插入对话或者游戏）。

（23）做事冲动（说话和做事都不经过大脑）。

（24）难以从经验中吸取教训，总是会犯同样的错误。

0= 从来没有　1= 很少　2= 偶尔　5= 经常　4= 频繁

（2）帮我们从错误中吸取经验教训。良好的前额叶并不代表你永远不会犯错误，它的功能可以让你不至于重复地犯相同的错误。你能够从过去经验中学习，并将这些经验应用于未来。举个例子，一名前额叶功能良好的学生根据自己的经验得出：如果他能在早期动手为一个长期的项目做好准备，那么会有更多的时间进行研究，完成项目带来的焦虑也会减少很多；而前额叶功能较差的学生就很难从过去的失败中吸取教训，他们仍会把所有的事情都推到最后一分钟去做。缺乏从过去经验中学习的人，其前额叶功能往往存在缺陷，这些人常常会犯同样的错误。

（3）与注意的广度有关。前额叶，尤其是背外侧前额叶还和注意的广度有关。它能够把你的注意力集中在重要的事情上面，并非排除那些次要的想法和感觉。注意广度涉及短时记忆和学习的功能，前额叶通过与大脑的各种神经回路连接，能帮你持续地工作，让你的注意力能够一直保持到任务完成。当你需要集中注意力时，前额叶会向边缘系统和负责感觉的脑区传递镇定信号，从而减少从其他脑中传来的干扰信息。相反，当前额叶的功能受到抑制时，你就会分心。如一些上课开小差的学生，他是有注意力的，只不过他此时此刻的注意力不在课堂上，不在学习内容和老师的讲课上，也许他正想着窗外树上的小鸟，或是正想着某个漂亮的女生抑或帅气的男生，或是昨晚看过的动画片里的情节，或正为父母吵架而烦恼……容易分心的特点和狭窄的注意广度减弱了他们完成任务的能力，最终导致他们需要花费更多的时间来完成学习或工作。

（4）负责体验和表达情绪。前额叶，尤其是背外侧前额叶，还负责体验和表达情绪，它能够使你体验到快乐、悲伤、喜悦和爱。它的能力与更低级的边缘系统有所不同。虽然边缘系统控制着情绪和性欲，但前额叶能够把边缘系统的加工结果转换为可被意识影响到的感受、情绪和语言，比如爱、激情或者怨恨，这个区域活动受到抑制或损伤将会导致思想和情绪表达能力下降。

（5）帮助你谨慎思考和控制冲动，谨慎思考和对冲动的控制也和前额叶的功能密切相关。为了得到更好的结论，人们有能力思考各项行为的后果：选择一个合适的伴侣，和顾客交流，管教调皮的儿童，在高速公路上加速等，这种能力对有效率的生活也是非常必要的，它几乎体现在人类生活的方方面面。如果没有良好的前额叶功能，我们就难以维持统一、理性的行为模式，就可能出现各种盲目的冲动行为。

（6）帮助我们处理情绪。前额叶和边缘系统之间有很多神经联结，前额叶能够发送抑制信号，继而控制边缘系统的功能。所以，它会帮助你"用头脑处理自己的情绪"。当这部分脑区的功能受损或者受到抑制时，尤其当左侧前额叶功能受损时，就会导致边缘系统的活动无法受到很好的抑制，如果边缘系统激活过度，就会大大提高抑郁症发病的风险。最典型的例子就是那些左侧前额叶中风的患者，他们中大约有60%的人在一年之内患上了重度抑郁症。

4号脑区：扣带回系统——想法切换器

纵向贯穿于额叶中央深处的神经结构是扣带回。这个脑区负责转移注意力，使你可以看到其他的可能性选择。此外，安全感和安心也和这部分脑区有一定关系，和这部分脑区最相关的是认知弹性。

（1）扣带回系统与认知弹性相关，认知弹性是一个人"从众"、适应变化、成功解决新问题能力的来源，生活中的很多情境都需要认知弹性。比如，当你得到一份新工作时，你需要学习一套新的工作和做事体系。即使你只是在原来的工作基础上增加一些新的内容，比如一些新的工作方法，但在新情况下取悦老板或者快速适应仍然是事业成功的关键。初中生也需要认知弹性以便在学业上获得好成绩。到了 7 年级，很多学生要在一天之中接触不同科目的老师，为了适应不同老师的上课方式，学生需要在不同的课程之间转换不同的学习方法；认

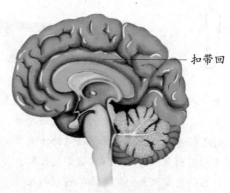

扣带回

扣带回结构图

知弹性对于友谊也是非常重要的，在一个人身上管用的交友方式未必会在其他人身上起作用。

　　有效地对生活中的各种变化和转变进行管理，这对个体、人际关系和职业发展来说都是最基本的能力。扣带回系统的活动情况对这种功能有很大影响，当它正常工作时，我们能够很好地应对日常的情境；而当它受损或者过度激活时，认知弹性也会相应地受到损害。一味地沉湎于过去的伤害，会给一个人的生活带来严重的问题，很多家庭的分裂源于家庭成员扣带回系统的过度激活。

　　张女士和李先生结婚了，李先生和前妻有一个 3 岁的儿子，名叫明明。婚礼后不久，他们 3 人一起去看望李先生的父母，明明要吃第二份冰激凌。张女士拒绝了这个要求，因为这会让明明吃不下晚饭。然而，李先生的父母却说明明可以再吃第二份冰激凌，这破坏了张女士在这个小男孩面前的权威。张女士觉得很挫败，她希望可以和李先生的父母讨论一下这个问题。但是明明的爷爷奶奶却觉得张女士什么都不懂，她还没养过孩子呢。当张女士试图进一步讨论时，李先生的父母却让她离开，并对这件事情一直记恨在心，在接下来的一年，他们甚至拒绝再和张女士或者李先生说话。

　　我们发现合作能力也会受到这部分脑区的影响。当扣带回有效地工

·养脑小贴士·

大脑的扣带回系统使我们的注意力能从一件事情转移到另一件事情上，也能从一个想法转移到另一个想法上。但是当它的功能出现异常的时候，我们会执着于消极的想法或者行为，我们会难以看到环境中其他可能的选择。因此，我们要积极地把注意力从那些重复的想法上移开或者阻止它们冒出来，并渐渐摆脱它们的控制，为此我们可以进行体育锻炼来增加自己的能量，并能使自己从糟糕的思绪中解放出来。必要时也可遵循医嘱进行药物治疗。

※测一测　你是否存在扣带回系统障碍

下面是一个扣带回系统障碍自检表。请阅读这个行为列表并对自己（或者你要评估的某个人）的行为进行打分，5 个以上 3 或 4 分的项目表明较有可能有扣带回系统方面的问题。

（1）总是过分和无意义的担忧。

（2）当事情不在自己预期之内，会变得焦虑不安。

（3）当事物不在应在的位置时，会变得焦虑不安。

（4）总是反对别人或与人争辩。

（5）有不断重复消极思维的倾向。

（6）总有强迫行为。

（7）强烈地不喜欢变化。

（8）总是对怨恨念念不忘。

（9）难以把注意力从一件事转移到另一件事上。

（10）难以把行为从当前任务转移到另一个任务上。

（11）难以看到其他的可能性。

（12）喜欢坚持己见，不肯听别人的意见。

（13）总是重复同一个行为，不论这个行为是好是坏。

（14）除非按照某种方式行事，否则会非常焦虑。

（15）别人总觉得你杞人忧天。

（16）总是想也不想就脱口而出"不"。

（17）总是预测消极的结果。

0= 从来没有　1= 很少　2= 偶尔　5= 经常　4= 频繁

作时，我们很容易进入合作的行为模式；而扣带回功能存在异常的人不能转移注意力，从而就无法合作。因为扣带回过度激活的人无法转移注意力，所以他们中的很多人都非常喜欢说"不"。

如果你的伴侣有扣带回方面的问题，那么即使他们对某些东西确实存在需求，也常常会表现出和自己的需求相反的样子。一位男士说每当他想和妻子过性生活的时候，就必须表现出自己并不是真想过性生活的样子。他说："如果我直接向她提出要求，她99％会拒绝。如果晚上就寝时我关上了卧室的门（这是他想和她亲热的暗号），她就会不自觉地变得很紧张，然后说她根本没有兴趣。如果我表现得不那么有激情，只是抚摸一会儿她的背，那我才可能有机会和她过性生活。过一次性生活需要如此精心策划并费这么大的劲儿，常常让人觉得很不值。""不自觉地说不"给很多的关系都带来了巨大的压力，也会在不知不觉中毁掉一个人的幸福、快乐和亲密感。

（2）扣带回系统和"指向未来的思维"有关，比如计划和设定目标。当这部分大脑正常工作时，人们很容易制订计划并设定合理的目标；反过来，如果这部分大脑脑区出现一定的问题，就可能会导致人们把未来认知为可怕的情境，将未来认知为一个空虚、不幸以及不安全的世界，也就是说，扣带回系统功能异常的时候，人们会执着于某件事，思想会锁定在一件事上，不断地反复思考同一个念头。他们会忧虑，并且持续、强迫性地执着于同样的想法。他们会执着于过去生活中的伤害或者怨恨，无法放下它们，还会执着于消极的行为或者强迫性的行为，比如反复洗手或者总是检查门锁没锁。

能够意识到生活中存在的其他可能性对于适应性行为来说是非常重要的。在医疗领域里，适应性强的医生能够欣然接收（基于科学的理论基础）新想法和新技术，他们会较为开放地告诉患者最新的知识信息，告诉他们最新发现的和令人兴奋的信息；而扣带回功能存在异常的医生，会比较死板，总是按照惯例来做事，并且非常独断专行，比如他们会说，"如果你想让我给你进行治疗的话，那就得按照我的方式去做"。看到生活中其他的选择和新的想法，往往表现为对抗停滞、抑郁或是充满敌意的行为。

5号脑区：颞叶——大脑公司副总裁

颞叶位于大脑中非常脆弱的颞窝部位，在眼窝的后面，太阳穴下方。颞叶主要与记忆、情绪稳定、学习及视觉和听觉的加工等功能相关，并在这些功能中起着主要作用。

（1）颞叶影响语言能力和记忆。语言是人类最重要的能力之一。接受性语言，是指我们能够接受并理解口头和书面用语，这需要颞叶具有稳定性，使我们能够准确地接收到朋友或亲人表达情感的信息，如"我爱你""见到你很高兴"等声音，或者让我们在听到恐怖故事后，颞叶能帮助我们加工

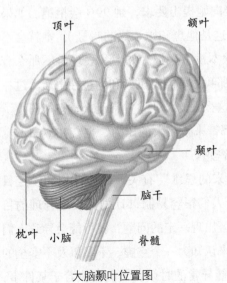

大脑颞叶位置图

成声音和书面的词语。有效阅读，记住读过的内容并把这些新输入的信息整合起来，这些功能主要依靠优势半球（对于大多数人来说是左半球）的颞叶。颞叶如果出现问题，就会引发语言障碍、错误理解和阅读障碍。

阅读和语言加工障碍是左侧颞叶功能异常造成的常见问题之一。下面是一个具有代表性的病例。

· 养脑小贴士 ·

颞叶的异常会导致严重的精神问题，包括癫痫、视觉改变、异常的感知觉体验和严重的行为改变。药物对颞叶的功能障碍通常有很大帮助。双丙戊酸钠缓释片、加巴喷丁、拉莫三嗪和卡马西平这些抗癫痫类药物对稳定颞叶的异常活动都非常有效。另外，摄入一些富含蛋白质或少糖的食物对治疗颞叶异常也会非常有效。

王丽是一位40岁的心理治疗师，她在一次车祸中头部受伤，两年后来找医生看病。在出车祸之前，她的记忆力很好，阅读能力快速又高效。她说，阅读曾经是她上学时的强项。但是在车祸之后，她出现了记忆方面的问题，阅读也变得困难，而且易怒。她说自己必须一遍又一遍地反复阅读才能抓住核心信息，而且也无法长时间记住自己读过的内容。脑部扫描结果表明她的左侧颞叶的前半部分受损（这在创伤中是非常典型的模式），医生让她接受生物反馈治疗来改善左侧颞叶的功能。4个月的治疗之后，她的阅读技能恢复了，记忆力也明显得到改善，此外，她的脾气也变好了。

由此可知，正是自己的记忆给了我们最大的快乐和最大的痛苦，记忆可以让我们坚强和自信，让我们记得自己最有能力的时刻，记忆也可以让我们屈服，记住自己最大的错误，记忆影响着我们的每一个行为。记忆的基本内容都整合和存储在颞叶中，当大脑的这部分脑区受损或者功能出现障碍时，记忆常常会出现损伤。

（2）情绪的稳定性也受到优势半球颞叶的影响。这一能力表现为不论每天的生活如何跌宕起伏，人们都能够一直保持平静和积极向上的态度。这种能力对发展和维持性格及人格的一致性非常重要。颞叶在最佳的激活水平下能够提升情绪的稳定性，而激活程度过高或过低都会导致情绪起伏、性格不一致或者产生不可预测的情绪和行为，如自杀、暴力等行为。

（3）非优势半球（通常是右侧）颞叶会帮助我们辨认熟悉的面孔和面部表情，准确理解语音语调并且赋予它们合适的意义，这些都是非常关键的社交技能。能分辨出别人什么时候愿意见到你，什么时候害怕你，什么时候感到无聊乏味，什么时候正忙着自己的事，这种能力是人际交往的基础。但是，当大脑的颞叶出现问题时，这部分社交技能会相应地受到损害。下面是一个具有代表性的病例。

李刚是一名30岁的男性，他向医生展示了右侧颞叶功能异常带来的各种社交障碍。他去医院是因为他想有一次约会的机会，他从小到大都没有和女性约会过，为此他感到非常沮丧。在病情评估阶段，李刚说他完全不知道自己的问题出在哪里。陪他一起来做咨询的母亲却有她自己的看法："他总是无法正确理解情境，有时他显得过于强势，而当对方对他感兴趣时他又显得过于怯懦。他也无法理解我的语气，我有时真的很生气，他却完全不把我当回事；有时他觉得我生气了，其实我根本没有生气。李刚小时候很想和其他小朋友一起玩，但他从来没有好朋友。看到他那么沮丧，我真的很难过。"经脑扫描结果表明，李刚的右侧颞叶出现明显的活动水平下降，而他的左侧颞叶功能是正常的。对李刚最有效的干预方法就是集中的社交训练，他接受了一位心理治疗师的训练，学习如何正确理解面部表情、语音语调，并学习适当的社交礼节。5个月之后，他得到了第一次约会的机会。

（4）颞叶帮助我们对视觉和听觉进行加工，帮助我们理解生活中这些通用的语言。这部分脑区使我们能被伟大的音乐打动，并得到放松和陶醉。颞叶被称为"解释的皮层",因为它能解释我们听到的话,并且把解释的结果和存储的记忆整合起来,给输入的信息赋予意义。颞叶还给予我们强大的确信感、敏锐的洞察力以及了解真相的能力。

大脑健康运转,时刻离不了物质能量的供给

大脑是人体的司令部,负责支配调节人体,因此毫无疑问,大脑是人体最重要的器官之一。我们甚至可以说,大脑健康是人体健康的基础。但大脑要健康运转,时刻离不了物质能量的供给。

大脑的能量来源主要是糖,此外蛋白质、脂肪、维生素也是大脑健康运转所必需的。

糖是大脑最主要的能量来源,只有糖才能顺利通过大脑的屏障进入脑组织,被脑组织所利用。仅占全身体重 2% 的大脑,却要消耗人体总能耗量的 20%,其中 85% 以上是葡萄糖。

大脑还需要蛋白质中的谷胱甘肽。大家都知道,过度氧化是脑细胞衰老退化的主要原因,谷胱甘肽具有抗氧化的作用,它能遏制脑细胞"生锈"。肝脏、鱼肉中都含有丰富的谷胱甘肽和人体所需的其他氨基酸成分。

大脑还偏爱脂肪中的卵磷脂。这种脂肪可以在体内释放出乙酰胆碱,而乙酰胆碱是脑神经细胞之间传递信息的桥梁,对增强记忆至关重要。大豆、蛋黄里含有丰富的卵磷脂。

大脑要吸收这些营养物质,还离不开维生素和某些微量元素的帮助,它们是组成大脑营养物质分解酶的重要物质。

科学家在日常食物中推荐若干健脑蔬菜和水果,其中名列前茅的菠菜,富含维生素 A、维生素 B 族、维生素 C 和铁质;另一种食物是胡萝卜,同样含有丰富的维生素。柑橘、柠檬类水果则有利于大脑的能量代谢过程。

当你了解了大脑的嗜好,科学地摄入营养,便可以更有效地发挥自己大脑的功能,提高它的工作效率。

如何正确使用你的大脑?

大脑是人类最重要的工具,根据大脑的生理特征得知,要想更聪明,不但要有正确的开发方法,还要科学地用脑,这样才能最大程度地发挥它的作用。

生病了,千万别勉强用脑

人们常说,脑越用越灵活,但必须注意劳逸结合,如果安排不当则会让你头昏脑胀,工作也干不好。大脑需要保护,否则也会生病。大家都知道演艺圈的生活作息都不会很规律,经常晨昏颠倒地拍戏、录影或录音,经常用脑过度,因此,明星生病的事也常有发生。

> **·养脑小贴士·**
>
> 如果你生病了,就让大脑休息吧,生病时强行用脑不仅使工作或学习效率低下,还会对大脑造成损害。因此,尽量不要带病工作或学习。

生病了,千万别勉强用脑,脑细胞最不喜欢在生病的情况下思考问题。人在生病的时候,脑神经会很脆弱,因为生病时需要消耗大量的免疫蛋白。在身体欠佳的时候,或患有各种急性病的时候,勉强学习或工作,不仅效率低下,而且还容易造成大脑的损害,所以在身体欠佳的时候,一定要注意休息和保养大脑。

大脑疲劳是由大脑细胞活动过度引起的。此时,不论你怎样努力,脑细胞的活动能力都要降低,记忆力也会随之下降。经常在这种状态下勉强工作,就会降低大脑的兴奋程度,因此,每当大脑疲劳的时候,应当休息片刻,这样才能使记忆力经常处于最佳的工作状态。

影响大脑的5个坏习惯

每个人或多或少都有一些坏习惯,对身心健康危害不大的,适当克制一下就行;但如果严重损害身心健康的话,就需要引起注意,早日戒除。在人们的日常生活习惯中,有5个坏习惯会损害大脑健康,必须要引起重视。

(1)饮食不当。饮食过少或轻视早餐会降低血糖供给,造成大脑营养不足,损害大脑健康;饮食过饱不仅会加重消化系统负担,还会引起脑动脉硬化,导致大脑早衰和智力减退。

(2)烟酒刺激。长期吸烟或被动吸烟虽然可以短时间提高大脑兴奋性,但也有令大脑神经兴奋和抑制过程发生紊乱的可能,甚至会造成不同程度的脑组织萎缩。饮酒成瘾也会造成不同程度的脑功能损伤,出现记忆力减退、智力下降等症状。

(3)用脑过度。长时间地用脑过度会导致大脑疲劳难以恢复,造成脑功能衰弱,皮下自主神经中枢受到制约,引发自主神经功能紊乱或神经衰弱症状。

(4)睡眠障碍。睡眠是消除大脑疲劳的主要方式。长期睡眠障碍,大脑得不到充分的休息,会加速脑细胞的衰退,影响大脑的创造性思维和处理事务的能力,甚至还会引起某些疾病如神经衰弱、感冒、胃肠疾病等。

(5)情绪抑郁。情绪是大脑对外界刺激的一种自然反应,也会反作用于大脑,影响大脑的功能。长期情绪抑郁,精神抑制,焦虑不安,会使大脑功能受损,导致思维迟钝、注意力不集中、记忆力下降、思考困难等。

当然,损害大脑健康的坏习惯还有很多,如少言寡语、空气不洁等,这里就不再一一列举。以上5大坏习惯,是笔者认为最有损大脑健康的,必须要尽快戒除,以保护我们的大脑,保持身心健康。

避免过度神经紧张,合理安排工作生活

现代人由于竞争激烈,心理压力太大,容易出现神经紧张,进而出现神经衰弱和失眠等症状。很多人几乎每天都在喊累,好像干什么都累。特别是职场人士,常常有这么一种感觉:上班很累,工作中犯困,下班后无力等等，这一系列的问题每天都在重复上演。

虽然我们不用像体力劳动者那样需要付出很多的劳力，但我们还是经常觉得很累呢？那么，到底是什么原因让我们常常感觉很累呢？这里面除了个性特点之外，与学习、工作的方法不当，目的不明确，缺乏对学习的兴趣，以及学习的环境和用脑卫生都有密切关系。

·养脑小贴士·

我们不管遇到多么紧张的事情，都需要调节自己，摆脱不良的精神压力，避免出现神经衰弱等精神性障碍疾病。如果出现这些疾病的症状，则需要及时咨询医生，解决自身的疾病。

有人求学心切，整天捧着书本死记硬背，舍不得花时间去参加文体活动，甚至占用了正常的吃饭和睡眠时间。搞不懂的问题，硬是拼命去想，解不开的问题拼命去钻，违背了用脑卫生，结果适得其反，不但成绩没有提高，反而还造成了很大的心理压力，有的还会自认为脑子笨、不如别人，产生自卑感和失落感，使心理失去平衡，导致失眠、多梦、注意力不集中及记忆力减退等神经衰弱的症状。

俗话说："磨刀不误砍柴工"。如果说每天能空出一定时间参加文体活动，大脑就不会太疲劳，再来工作，往往思路也会豁然开朗，问题也就迎刃而解了。大脑活动有一定耐受量，超过限度就会越搞越糊涂，越钻越不通，进而出现"自动休息"的状态。如果违背了大脑的这个自然规律，势必事倍功半，得不偿失。

第2章

大脑最喜欢哪些食物？

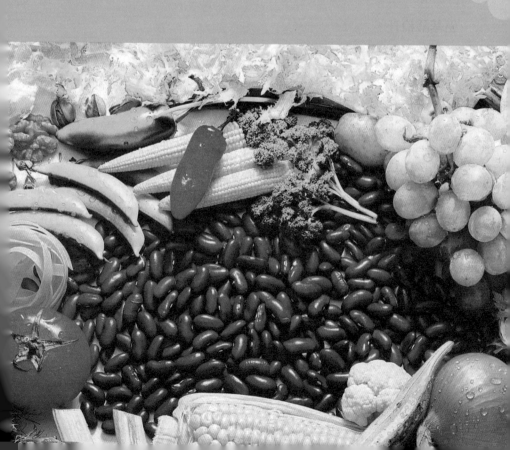

你的大脑饥饿吗?

要想发挥大脑的正常功能,我们需要从日常饮食中摄入基本的营养类物质:必需氨基酸、脂肪酸、卵磷脂及平衡的葡萄糖,如果大脑缺乏这些基本的营养物质,就会导致大脑饥饿,无法保持身体的正常运转,甚至还会导致重大疾病的发生。

在下面的每一项检查中,我们都设计了 10 个问题。如果你的答案是肯定的,就在问题前的括号里打 "√"。如果打 "√" 的问题超过 5 个,那么就意味着你平时没有摄入足量的大脑营养食物。

氨基酸检查

( )你每天食用植物蛋白质(豆类、小扁豆、藜麦、种子、坚果、粗粮等食物均含有丰富的蛋白质)的次数少于两次。

( )你经常感到身体疲惫无力,浑身没有力气,什么事情都不想干。

( )你食用富含蛋白质的食品(如肉类、奶类、鱼、蛋、豆腐等)的频率少于每天 1 次。

( )你时常感觉焦虑、沮丧,而且特别容易无缘无故地乱发脾气。

( )你对周围事物缺乏关心和兴趣,对生活也没有什么激情。

( )如果你是素食者,你不常搭配食用上面提到的植物蛋白质食物。

( )你经常觉得自己注意力不集中或者记忆力减退。

( )你经常感到饥饿,或者经常觉得吃过东西以后都不能消化。

( )你有低血压。

( )你的头发与指甲生长得很慢。

脂肪检查

（　）你最少每隔 3 个星期食用鱼肉以及鱼油。

（　）你食用加工食品以及油炸食品（如熟肉、薯条、炸鱼）的频率超过每星期 3 次。

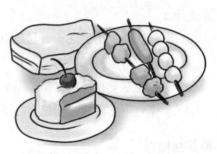

减少高脂肪食物的摄入，选择食用优质脂肪

（　）你不常食用油脂丰富的鱼类，如鲑鱼、马哈鱼、沙丁鱼、鲱鱼、鲭鱼以及金枪鱼等，频率低于每星期 1 次。

（　）你经常吃一些肉类以及奶制品。

（　）你感觉到皮肤干燥粗糙，或者患有湿疹。

（　）你感觉自己经常记不住一些东西。

（　）你患有关节炎等炎症。

（　）你有经前疼痛以及乳房肿胀等症状。

（　）你经常感到眼部干涩、发痒。

（　）你感觉体内水分过多。

卵磷脂检查

（　）你在两三天之内没有吃过鸡蛋。

（　）你食用肝类食物、大豆制品、坚果的频率低于每周 3 次。

（　）你经常食用鱼类（尤其是沙丁鱼），频率低于每星期 1 次。

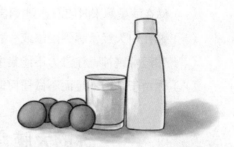

蛋、奶和豆类制品含丰富的卵磷脂

（　）你每天卵磷脂摄入的量少于 5 克。

（　）你老是忘记一些东西，老是记不住一些东西。

（　）你有过这种感觉：当你正在寻找某种东西的时候却忘记了你要

寻找什么。

（ ）你经常觉得困乏，并且难以集中注意力。

（ ）你觉得心算很吃力。

（ ）你经常觉得情绪低落，莫名沮丧。

（ ）你觉得学习时接受能力在下降。

葡萄糖检查

（ ）你对含糖类食品或其中的一种食品很感兴趣。

（ ）你经常吃白米饭、白面包或精面条，而很少食用全麦食品。

（ ）每天你都会吃一些肉类食品，早餐经常吃肉。

（ ）你在每天的固定时间里喝咖啡、茶、软饮料，食用甜点或吸烟。

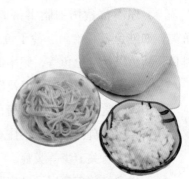

一日三餐的主食是人体葡萄糖的主要来源

（ ）你并不常在吃水果、蔬菜或其他糖类食物的同时食用蛋白质食物。

（ ）如果一段时间不吃东西的话，你会感到头晕甚至易怒急躁。

（ ）你在清晨醒来时依旧感到疲倦，需要茶、咖啡或烟来让你放松。

（ ）你在白天经常感到困倦或者有打哈欠之类的动作。

（ ）你经常跑神，注意力不能集中。

（ ）你由于精力不足而不做任何锻炼。

你的大脑食量惊人

大脑重约 1.4 千克，但它每天却要消耗身体摄入的 20% 的能量。它就像一个精密仪器，时刻调节、指挥人的各种活动，当然需要消耗很多能量。脑神经细胞工作的能量，可由一定量的糖类、维生素、矿物质、蛋白质、碳水化合物、卵磷脂等来提供，所以足够的营养是维持大脑正常活动的基础。增加营养不仅要顾及躯体，更重要的是通过营养来改善大脑功能，提高智力，延缓衰老。

从营养的角度看，人体的大脑所需要的能量不仅是巨大的还是奢侈的，如果不能供给大脑充足的营养，它就会生病。大脑所需要的营养物质很多，如矿物质、水分、维生素、葡萄糖、蛋白质、脂类等，必须足量供给。

糖类是多羟基醛、多羟基酮以及能水解而生成多羟基醛或多羟基酮的有机化合物。糖类在机体中能转化为能量，供给大脑的能量消耗。大脑是消耗热量的头号器官。

维生素对大脑来说也是必需的。一般来说，维生素 C、维生素 B族、维生素 A 和维生素 E 与大脑的关系更为密切。

矿物质中的微量元素虽然在大脑中含量极少，但作用却不能忽视，缺少这些微量元素，人脑就不能正常发挥其功能。近年来越来越多的研究表明，微量元素在大脑发育和智力开发中有着重要的地位。

水占脑总重量的 75%，人体一旦缺乏水分，脑的功能就会受到严重的伤害，因此大脑健康对水的摄取同样重要，绝对不可忽视。

蛋白质是一种复杂的有机化合物，旧称"朊"。组成蛋白质的基本单位是氨基酸，氨基酸通过脱水缩合形成肽链。蛋白质是脑细胞的主要成分之一，占脑干重量的 30%～35%，故大脑对于蛋白质的需求是很大的。蛋白质是生命的物质基础，可以说没有蛋白质就不会有生命。在蛋白质供应不足或者缺乏供应的情况下，脑细胞的发育就会受到很大影响，其数量、大

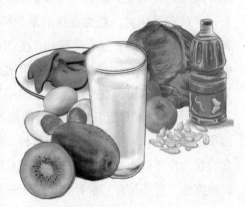

食物种类丰富，这样所摄入的糖、维生素、矿物质等营养也会比较全面

·养脑小贴士·

我们从呱呱坠地起，大脑就必须有充足的能量才能生长、发育、运行，这些能量主要是从日常的饮食中获取的。一个人之所以能持续不断地学习、工作、思考，就是因为他的大脑有充分的能量供应，如果一个人饮食不足，营养缺乏，脑组织的含量不足，他的智力可能会减退，甚至危及人的生命。因此要想保持大脑的健全，就要有合理和完善的膳食结构。保证大脑在任何时候都有足够的能量支持，除了合理饮食以外，还要尽可能纠正各种不良习惯，如吸烟、过量饮酒、吃得过饱、嗜吃零食等。

小和分枝的丰富程度等都会受到影响，有的影响甚至可以波及几代人。中枢神经系统的结构和功能与蛋白质的关系十分密切。蛋白质是脑细胞兴奋和抑制过程的主要物质基础，在记忆、语言、思考、运动、神经传导等方面都有重要作用。

脂类是脂肪和类脂的总称。脂肪又称中性脂肪，是碳、氢、氧3种元素组成的有机化合物，由二分子甘油和三分子脂肪酸构成的甘油三酯。脂类也是人类大脑必不可少的营养物质。脑的重量除去水分之后，有一半成分是脂类。脂类在脑的复杂精巧功能方面发挥着独特的功能。其中主要是亚油酸、亚麻油酸和花生四烯酸三种脂肪酸，前两种是构成脑细胞的重要成分。这几种脂肪酸不能在体内合成，必须由食物供给。为了保证大脑健康，就要摄入充足的脂类。

"进补"一词最近几年大家经常提到。中医学早在两千多年前就提出了进补学说，还有"药补不如食补，药治不如食治"的说法，这说明食物在治疗疾病、改善体质方面有着重要的作用。药膳就是一种独特的进补方法，它集药疗、食补和美味于一身，是人们喜爱的调养身体的方法之一。根据中医学对脑结构和功能的独特认识而选用的补脑食物，可以起到补益大脑、改善脑力、增进智慧的作用。

在用食物给大脑进补的过程中，应注意以下几个方面的内容：

一是食宜天然。食物是大自然的产物，经过世世代代的筛选，留传至今的谷肉果菜、山珍海味，不仅口味可人，营养丰富，而且也最易被人体接纳、消化和吸收。人们只要正常进食，就能满足身体各方面的营养需求，尤其是大脑的营养需求。天然食物这种生长在天然环境中的自然平和的属性，自然成为补养大脑的首选方法。

二是杂合以养。大脑功能的正常发挥离不开整个身体的功能状态，大脑的营养既有特殊需要又有普遍需要，故杂合以食，五味共进，主食配以其他杂粮和菜肴，特殊营养可以满足，各种营养相对平衡。

三是辨体补脑。辨体补脑即是要根据个人体质选择合适的食物性味进行补养，合理地选择和摄取食物，以达到补脑益智的目的，这也正是中医学食物补脑的特点和精华之处。对于常人益智，选择补脑食物时要辨其体质，如脾虚体质者可选用芡实，血虚体质者可选用桂圆等。

大脑喜欢碱性食物

学过化学的人都知道，人体内环境的 pH 值应该在 7.35 ~ 7.45，也就是说健康人体的体液应该呈弱碱性。如果人体 pH 值长期低于这个平均值，就属于酸性体质。酸性体质的人群免疫力低，容易生病。

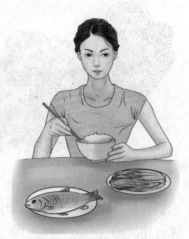

随着生活水平的提高，人们在择食的时候喜欢偏向于肉类食物，殊不知当我们摄入大量高脂肪、高蛋白、高热量的食物之后，容易形成酸性体质，大脑当然也会成为"酸性脑"。重要的是它能直接影响大脑和神经的功能，因而，酸性体质的

人体血液的 pH 值要保持在 7.4
左右，为此做到荤素搭配才能
使酸碱度保持平衡

人容易烦躁，记忆力和思维能力也很差，如果情形严重，还可能导致孤独症等，甚至有可能发展成神经衰弱等精神疾病。

既然"酸性脑"大多是吃出来的，那么，饮食反过来也可以调节人体的酸碱平衡，体质酸化或酸性体质的人只要多吃碱性食物，少吃酸性食物，就会使体液变成碱性，这样才有利于大脑健康。

对于酸碱性食物的区分，很多人还存在一些错误的观念：以为靠舌头品尝，以味觉来判定是酸味或涩味；或取石蕊试纸，按理化特性，看其颜色的改变，变蓝为碱性，变红为酸性；或以平日饮食之经验来区分，以为柠檬、醋、橘子、苹果等食物口味偏酸，因此属于酸性食物。

总之众说纷纭。其实食物的酸碱性，取决于食物中所含矿物质的种类及含量。

碱性食物包括新鲜蔬菜、水果及鲜榨汁，它们除了能增高体内碱性程度，还能供给人体各种营养素，夏季适宜多多进食。而各类汽水、酒类、牛奶及其奶制

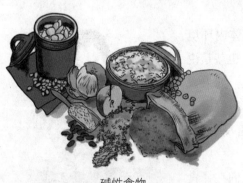

碱性食物

品，含糖分的甜品、点心及肥肉、红肉等，大多属于酸性食品，不宜过多食用。

大脑是个爱吃糖的"孩子"

大脑喜爱甜食，这是因为葡萄糖是大脑可利用的唯一能量来源。同时，我们的大脑的胃口相当大。一个成年轻体力男性每天大约需要2400千卡的热量，其中糖类占55%~60%，也就是1320~1440千卡，其他的营养素可以由蛋白质和脂类提供。因为人体在日常活动中需要消耗大量的能量，这些消耗包括基础代谢、体力活动、生长发育以及食物热效应等。

在这个过程中需要注意，蛋白质和脂类所提供的能量可以被人体所利用，但却不能被大脑所用，能够为大脑提供能量的只有碳水化合物——糖类。因为糖类是唯一的一种可以透过血脑屏障的功能营养素，糖类是多糖（淀粉、蔗糖、麦芽糖、乳糖和葡萄糖的总称），其中葡萄糖是大脑的直接能

> **● 血脑屏障**
>
> 血脑屏障，是指脑的毛细血管阻止某些物质由血液进入脑组织的结构。除了氧气、二氧化碳和葡萄糖，它几乎不让其他物质通过，大部分的药物和蛋白质由于分子结构较大，一般无法通过。

源，是大脑完成学习、工作等一切任务的基础。如果摄入体内的糖类比例缺失，那势必会导致供给大脑的糖类不足，严重影响大脑的正常工作，时间长了则会导致大脑长期供能不足，从而出现反应迟钝、大脑萎缩、记忆力减退等现象，甚至将来发展成老年痴呆症等。

但大脑又不给葡萄糖提供燃料储存仓库，即葡萄糖不能像在躯体中那样以"糖原"（人体内糖的一种储存形式）的形式储存（每克脑组织中糖原的含量仅0.7 ~ 1.5微克）。所以大脑就像一个爱吃糖的小孩，只能不断地从流经大脑的血液中摄取糖，这是因为太多太少的糖都会影响糖的功能，例如葡萄糖摄入过量会损害记忆，而且会导致肥胖。

因此，我们必须确立糖类在膳食结构中的"主食"地位，富含糖类的食物有很多，但糖的摄入并不是越多越好。通常来说，低升糖指数的食物，会让血糖上升较为稳定，使大脑保持良好的工作状态，并且能让人的注意力长时间集中。而高升糖指数的食物，会让血糖快速升高。因此，摄入低升糖指数的食物是大脑血糖平稳的关键，也是大脑保持良好状态的关键。

所谓的升糖指数（Glycemic Index，GI）只是一个相对的数字，是食入含有 50 克含糖食物使血糖上升的速度，比对含等量糖类的标准食物对血糖效应的比例值。简言之，升糖指数 GI 值就是特定碳水化合物对血糖的影响，GI 值愈高表示升糖指数愈高，GI 值愈低表示升糖指数愈低。一般来说，将 GI 值低于 55 称为低升糖指数的食物，GI 值介于 55 ~ 70 的食物称为中等升糖指数的食物，GI 值高于 70 称为高升糖指数的食物。

属于低升糖指数的食物有：海带、菠菜、大豆、番茄、牛奶、鱼肉、鸡蛋等。

属于高升糖指数的食物有：南瓜、西瓜、膨化食品、蜂蜜、白糖、馒头、白米饭、面条（纯小麦面粉）等。

属于中升糖指数的食物有：红薯、葡萄干、菠萝、猕猴桃、橙汁、蔗糖、羊肉、猪肉等。

下表列举了常见的低升糖指数食物、中升糖指数食物和高升糖指数食物，供大家日常饮食参考。

常见食物升糖指数概况

	低升糖指数食物（GI值0＜55）	中升糖指数食物（GI值55～70）	高升糖指数食物（GI值＞70）
主食五谷类		红米饭、糙米饭、西米、乌冬面、面包、麦片	白米饭、馒头、油条、糯米饭、白面包、燕麦片、拉面、炒饭、爆米花

水果类		菠萝、香蕉、芒果、哈密瓜	西瓜、荔枝、龙眼、凤梨、枣
蔬菜类	大白菜、黄瓜、芹菜、茄子、青椒、海带、金针菇、香菇、菠菜、番茄、豆芽、芦笋、花椰菜、洋葱、生菜	番薯、芋头、莲藕、牛蒡、红薯	南瓜
豆类	黄豆、眉豆、鸡心豆、豆腐、豆角、绿豆、扁豆、四季豆		
肉蛋类	鱼肉、虾子、蟹、鸡蛋	鸡肉、鸭肉、猪肉、羊肉、牛肉	
奶类饮料类	酸奶、牛奶、奶油、番茄汁、咖啡、苹果汁	可乐、橙汁、冰激凌	炼乳、蜂蜜
糖类	木糖醇、麦芽糖醇	乳糖、巧克力	白糖、葡萄糖、砂糖、麦芽糖
零食类			土豆泥、薯条、膨化食品、米饼

蛋白质是大脑神经细胞的"建筑材料"

蛋白质占脑干重的30%~35%，是脑细胞的主要成分之一。蛋白质中氨基酸只能被脑使用3小时便需更新（身体其他组织中的蛋白质需80天才更新）。脑在新陈代谢中需要大量蛋白质更新自己，所以足量蛋白质能增加大脑皮质的兴奋和抑制作用，促进智力发育。

> **·养脑小贴士·**
>
> 蛋类含蛋白质11%~14%，是优质蛋白质的重要来源。奶类（牛奶）一般含蛋白质3.0%~3.5%，是婴幼儿蛋白质的最佳来源。肉类包括禽、畜以及鱼的新鲜肌肉，其所含的蛋白质约为15%~22%，肌肉蛋白质营养价值优于植物蛋白质，是人体蛋白质的重要来源。

特别是婴幼儿时期，大脑发育迅速（大脑神经细胞在胎龄10~18周开始增殖，25周至出生后6个月是激增期，以后增殖速度减慢，而以细胞体积增加为主），需要更多的优质蛋白质。如果这时期蛋白质供应不足，脑细胞的数量、大小、分枝的丰富程度等都会受到影响，这种影响甚至会是终身的。相反，如果出生后直至18个月的孩子始终都能保持合理营养，即使往后经历一段时间的营养不良，一旦有了良好的饮食，大脑细胞仍有可能恢复到正常状态。

虽然蛋白质是脑神经细胞的重要组成成分之一，但如果食用过量的蛋白质也不好。尤其是动物蛋白摄入过多，可造成肥胖，加重肾脏负荷，易出现骨质疏松、肾结石等疾病。

因此，蛋白质的需要量，因个人年龄、体重、健康状态等各种因素也会有所不同。年龄越小或身材越高大的人，需要蛋白质的量越多。

以下数字是不同年龄的人所需蛋白质的指数。

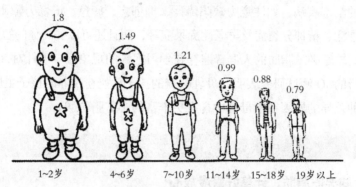

不同年龄的人所需蛋白质的指数

其计算方法为：

先找出自己的年龄段指数，再用此指数乘以自己体重（千克），所得的答案就是你一天所需要的蛋白质克数。

体重（千克）× 指数 = 每日所需蛋白质的重量（克）

例如：体重 50 千克，年龄 33 岁，其指数是 0.79。

按公式计算 50 × 0.79=39.5 克，这就是一天所需蛋白质的量。

平均一天之中蛋白质的需要量最少约是 45 克，也就是一餐大约 15 克。注意，早餐必须摄取充分的蛋白质。

一些特殊人群，如孕妇和哺乳期妇女、处于生长发育期的孩子、压力很大的都市白领、经常熬夜的工作者、高血压患者、老年人、手术后康复者等，由于他们的蛋白质的需要量要更多，可酌情增加食物中蛋白质的摄入，如酌量多吃些肉类，多喝一杯牛奶，从而获得充分的蛋白质。

大脑吃健康的脂肪

如果去掉大脑中的水分，脂肪占余下成分的 60%。为了保证大脑正常运转，我们需要不断地补充大脑消耗的脂肪。一定量的脂肪不但具有保护内脏器官、滋润皮肤和防震的作用，对大脑营养及精神健康也是举足轻重。补充适量的脂肪不仅能帮助你远离一些由于脑部脂肪酸匮乏所引发的脑部疾病，如注意力缺陷障碍、抑郁症、疲惫、记忆力障碍、诵读困难症、精神分裂症及早老性痴呆症等，而且还可以提高你的智力。

而缺乏必需脂肪的人群普遍存在学习迟钝的现象，一项针对8岁儿童进行的IQ测试研究表明，母乳喂养的孩子比奶粉喂养的孩子更聪明，而这种差异的原因在于母乳中含有更丰富的必需脂肪酸。

健脑导航

●大脑要吃脂肪，计算好量最放心

你需要摄入多少脂肪？科学表明，通过膳食脂肪提供给人体的热量最好不超过每日摄入总热量的20％～25％。也就是说，每个人应该摄入的脂肪和他的一天总摄入的热量有关。如果一个人每天应摄入2000千卡热量，我们又知道每克脂肪产热是9千卡，那么这个人一天应摄入的脂肪是2000×25％÷9＝55克。实际上正常人一般应摄入的脂肪在50～80克。婴幼儿和儿童摄入脂肪的比例高于成年人，6个月婴儿脂肪产热量占45％，6～12个月婴儿脂肪产热量占40％，1～17岁儿童及青少年脂肪产热量占25～30％，成年人脂肪产热量占20％～25％。在一般热量摄入情况下，一天除去摄入的动、植物食品中所含脂肪外，摄入25克左右脂肪为宜。

因此，脂肪并不是很多人认为的赘肉和不健康的物质，相反，它对人体有正面作用——一些优质脂肪是人体必不可少的。脂肪酸不但可以增进智力、平衡心态，还可以降低患许多疾病的风险，如癌症、心脏病、过敏性疾病、关节炎、湿疹以及伤口感染等。在此，我们要了解什么样的脂肪才是优质脂肪，能够更好地给大脑补充营养。

（1）不饱和脂肪酸。大脑和神经系统大约50%由脂质组成，这些脂质为神经细胞膜的组成部分，并且像一层保护外衣那样包围着细胞。脂质的基本组成部分是脂肪酸。大脑中2/3的脂肪酸是不饱和脂肪

※测一测，你是否缺乏脂肪

很多时候，我们谈脂肪色变，生怕脂肪长在不该长的地方，所以往往对一些食物敬而远之。如果你极度憎恶脂肪，那么你就主动抛弃了重要的、维持健康的营养成分。反之，如果你摄入太多难以分解的脂肪——无论是来自奶制品或肉类中的饱和脂肪酸，还是来自油炸食物、过度加工的食物或人造黄油中的受损脂肪，你的健康都会受到损害。

因此，你必须要改变原来的脂肪摄入方式，科学摄入富含脂肪的食物或补充必需脂肪酸，否则你就无法达到最佳的身心健康状态。对照下面的问卷检查一下自己的饮食，每一个得到肯定回答的问题算1分。

序号	必需脂肪酸检查
1	（　）你的指甲是否易裂，或者过于柔软
2	（　）你的头发是否很干燥，不易梳理或有很多头皮屑
3	（　）你的皮肤是否干燥、粗糙，易患湿疹
4	（　）你是否经常感到口渴
5	（　）你是否经常感到眼部不适，如干燥，爱流泪，甚至发痒
6	（　）你是否患有关节炎等炎症问题
7	（　）你是否患有高血压或高血脂
8	（　）你在学习上是否有困难
9	（　）你是否觉得记忆力差或注意力涣散
10	（　）你是否有经期综合征或乳房胀痛现象
11	（　）你的协调性是否不好或者视力受到损害

如果你有4个以上的问题都做出了肯定回答，那么你很有可能缺乏必需脂肪酸。检查一下你的饮食是否含有足够的种子食物、种子油以及鱼类。当然，要想知道你身体的脂肪状况，最准确的方式还是去医院做一个血液检查，该检查可以详细地列出你所缺乏的脂肪种类。

·养脑小贴士·

摄入大量的含脂肪肉类、奶酪和甜点的食物会降低脑功能，但鱼中的脂肪则有助于脑健康，因此，宜选择一些鱼油含量丰富的海鲜，如三文鱼、沙丁鱼、鲱鱼、鲭鱼。此外，亚麻油、花生油、大豆油也都有利于脑健康。

酸，它们都"必须从食物中摄取"（不能在体内自己合成）。在不饱和脂肪酸中，亚油酸和亚麻酸特别重要。冷榨的植物油如橄榄油、葵花子油和小麦胚芽油都可保证供给我们不饱和脂肪酸。

（2）磷脂。卵磷脂是磷脂中最为常见的物质，是脂肪和磷的化合物。卵磷脂滋补神经是医学界公认的事实。事实上，所谓磷脂的成分在我们大脑物质中含量特别高，大约占 5%。卵磷脂主要存在于保持天然现状的植物油中，如大

婴儿期： 刚出生的宝宝的大脑就像一张白纸，在各种外界信息的刺激下，脑细胞数量呈几何级增长。由于DHA是神经传导细胞的主要成分，也是细胞膜形成的主要成分，γ-亚麻酸是婴儿大脑发育必需的脂肪酸，因此不饱和脂肪酸与我们大脑细胞数目的多少有关。

童年期： 孩子到了两岁以后，脑重量的增长速度虽然减缓，但脑内某些神经细胞，如小型的中间神经元，正是在这个时期发育成熟的。而神经细胞轴突与树突的发育，则可以在脑和脊髓内建立更为密集的网状组织，轴突与树突的发育同样与不饱和脂肪酸有密切关系。

青春期： 孩子到12岁左右，他的脑重量已基本与成人相同，但大脑的神经活动依然离不开神经细胞突触接头处的信息传递，这就需要DHA来保持此处细胞膜流动性。另外我们的大脑时时刻刻离不开记忆，而记忆的储存需要新的神经突触形成，这也需要不饱和脂肪酸的参与。

成年期： 人体会因为各种原因不断产生生物垃圾，这时候就需要DHA充当神经细胞的卫士，来抑制损害和破坏我们神经细胞的各种炎性因子。

老年期： 现在研究已经证实，老年阶段神经细胞仍可能在不断地生长和扩展，因此这个阶段仍需要不饱和脂肪酸的帮助。

豆油和小麦胚芽油，还有蛋和豆荚中，它们同时也是胆碱的重要食物来源。

（3）胆固醇。胆固醇是细胞膜的基本成分，其含量约占细胞膜中全部脂类的20%以上。有研究者发现，给动物喂食缺乏胆固醇的食物后，这些动物的红细胞脆性增加，容易出现红细胞破裂而引起出血。要是食物中没有胆固醇，细胞膜正常的生理功能就无法维持，严重时还会危及生命。所以说，在脑神经细胞这座小房子里，胆固醇就好比钢筋骨架中不可或缺的黏合剂。

由此可知，坚持摄入适量的对大脑健康有利的脂肪，也可能增进大脑的健康程度。科学研究表明，人在每一天所摄入的脂肪数量和种类对他的思考和感觉有着重要的影响。大脑和神经系统几乎完全依赖种类丰富的脂肪家族。

因此，纵贯一生，你吃进去的脂肪无时无刻不在影响着你的大脑。任何年龄都需要吃好脂肪，强健大脑。

矿物质，大脑离不了

在人体的新陈代谢过程中，每天都有一定数量的矿物质通过粪便、尿液、汗液等途径排出体外，因此必须通过饮食予以补充。

脑组织中存在50多种矿物质元素，其中钙、铁、锌、铜、锰、碘、硒、镁8种元素对大脑有重要作用，它们在脑中含量的变化，会影响脑的功能。所以矿物质对脑功能的作用不容忽视。矿物质的功效很多，不同的矿物质能带给大脑不同的呵护。

1.钙——大脑神经细胞信息传递的"快递员"

钙是促使脑力工作持久的重要物质，体内钙质充足，可以保持头脑冷静，抑制兴奋，提高判断能力，易于消除疲劳，从而使大脑情绪稳定，注意力集中，高效工作。相反若大脑缺钙，会造成情绪不稳定，容易因生活小事的刺激，使大脑疲劳。缺钙严重者，会使骨钙溶出增加，引起脑细胞及其末梢神经上的钙沉着，破坏、干扰脑功能，甚至引起痴呆。

中国营养学会推荐的钙每日供给量为：婴幼儿 400 ~ 600 毫克，儿童 600 ~ 1000 毫克，青少年 1000 ~ 1200 毫克，大多数成人 800 毫克，孕妇 1000 毫克，哺乳期妇女 1500 毫克（如下表）。

中国营养学会推荐人体每日所需钙供给量

年龄段		钙的推荐量（毫克）
婴幼儿		400 ~ 600
儿童		600 ~ 1000
青少年		1000 ~ 1200
成人	大多数人	800
	妊娠期	1000
	哺乳期	1500

日常饮食中，牛奶及豆制品等都是含钙丰富的食物。

2.铁——保证大脑供血、供氧充足

铁是组成血红蛋白的重要成分，维持正常造血功能，负责我们体内的氧输送，大部分氧为我们的大脑所需，因此缺铁会影响大脑功能。儿童缺铁会表现为烦躁、呆滞、智力低下、注意力难以集中、行为无目的，成人缺铁也会变得情绪淡漠。

铁虽然对人体起着至关重要的作用，但若摄入过量的铁会增加生成脑细胞中及脑微脉管中的自由基，这些自由基会毁坏脑细胞的构成，从而导致中风的发生。

中国营养学会建议：10 岁以下的儿童每日铁供给量为 10 毫克，10 ~ 12 岁青少年为 12 毫克，13 ~ 17 岁的男性 15 毫克、女性 20 毫克，成年女性为 18 毫克，成年男性为 12 毫克（从事繁重体力劳动者 28 毫克），中老年人 12 毫克，孕妇及哺乳期妇女为 28 毫克（如下表）。

中国营养学会推荐人体每日所需铁供给量

年龄段		铁的供给量（毫克）
10岁以下		10
10~12岁		12
13~17岁	男	15
	女	20
成年人	男	12
	女	18
从事繁重体力劳动者		28
孕妇及哺乳期妇女		28
中老年人		12

常见食物中，动物肝脏、黑木耳、松蘑、鸡蛋黄、血豆腐、樱桃、菠菜等含铁丰富。

3.锌——大脑思维的"火花"

锌是体内含量仅次于铁的微量元素，可增强人体免疫功能，延缓细胞衰老。

锌有助于维护长期记忆，是成为智力较好或学习成绩优秀的儿童的物质基础。智力较好的儿童的头发中锌的含量比普通儿童高，这已在检验中得到证实，故锌被人们称为大脑思维的"火花"或"智多锌"。

孩子缺锌会导致智力发育迟缓、学习能力下降、表情淡漠、反应迟钝以及嗜睡等问题。锌还是人体细胞成长的关键物质，对脑细胞来说尤其如此。如果缺锌，孩子的发育就会受到阻碍，导致骨骼和大脑皮层发育不完全。

锌虽对大脑有益，但若摄入过量的锌会诱发人体的铜缺乏，导致脂质代谢紊乱及免疫功能下降等问题，还会引起锌中毒，出现恶心呕吐、头痛、腹泻、抽搐、贫血，甚至还会出现口唇发麻、神志昏蒙等症状。

中国营养学会按锌的利用率为20％提出并推荐每日供给量（如下表）。

中国营养学会推荐人体每日所需锌供给量

年龄段		锌的供给量（毫克）
0~0.5岁		3
0.5~1岁		5
1~9岁		10
10岁以上	绝大多数人	15
	孕妇	20
	哺乳期妇女	20

常见的食物中，口蘑、香菇、牡蛎、扇贝、生蚝、羊肚菌、墨鱼、鱿鱼等含锌量较为丰富。

4.铜——大脑神经系统的"守护神"

当今社会，随着"补钙""补铁""补锌""补碘"等概念逐渐被人们所接受，"补铜"的概念也悄悄浮出水面。

除了肝以外，大脑是人体内铜含量最多的器官，铜能减少自由基对神经细胞的侵害，维护多巴胺和去甲肾上腺素两种神经递质的正常功能，因而对维护神经系统有重要作用。缺铜会导致贫血、骨质疏松、皮肤和毛发的脱色素、肌张力的减退和精神运动性障碍。

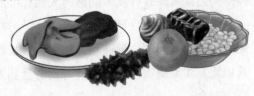

日常多摄入含铜丰富的食物可以为大脑
及时补充铜元素

铜虽然对于大脑来说不

可或缺，但若摄入过多，也会出现不良反应，表现为头疼、眩晕、疼痛、腹泻、恶心、呕吐等症状。

那么，人究竟每日摄入多少铜才能维持机体的平衡呢? 美国的卫生组织提出了一个标准（见下表），大家可以参考使用。

美国的卫生组织推荐人体每日所需铜供给量

年龄段	铜的供给量（毫克）
0~0.5岁	0.5~0.7
0.5~1岁	0.7~1.0
1~3岁	1.0~1.5
4~6岁	1.5~2.0
7~20岁	2.0~2.5
11岁以上	2.0~3.0

人体缺铜，可进食适量含铜较高的食物，如燕麦片、小麦胚芽、果仁、豆类、鲜肉、动物肝脏、蟹肉、虾等。

5.锰——维持大脑功能正常的"辛勤园丁"

锰是人体的必需微量元素之一，可促进骨骼的生长发育，保持正常的脑功能，维持正常的糖代谢和脂肪代谢，改善机体的造血功能。人体缺锰可引起神经衰弱综合征，影响智力发育，还将导致胰岛素合成和分泌水平的降低，影响糖代谢。

锰虽然在人体大脑中有着不可替代的重要作用，但若摄入过多的锰也会对神经系统产生毒害作用，主要表现为疲倦乏力、头昏头痛、记忆力减退、肌肉疼痛、情绪上不

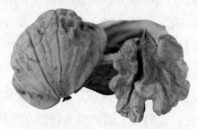

核桃含丰富的锰元素，常吃核桃可以
补充锰元素，但不宜过量，
以每天两颗为宜

稳定、抑郁或激动。随着病情的发展会逐渐出现下肢有沉重感，走路晃动，语言不清或口吃等症状。

那么，人究竟每日摄入多少锰才能维持机体的平衡？世界卫生组织1973年推荐成人每日摄入锰量为2.0 ~ 3.0毫克；我国暂定标准为每日5 ~ 10毫克，美国为2 ~ 9毫克。

人体缺锰，可进食适量含锰较高的食物，如茶叶、榛子、松子、肉桂、莲子、黑木耳、地衣、核桃等。

6.碘——预防智力缺陷的元素

碘和维生素、蛋白质等一样，是人体必不可少的营养素，因为碘与脑发育密切相关，是决定智力的基础，因此又称为"智力元素"。女性在怀孕期间若缺碘，婴儿就无法正常发育；情况严重时，可能还会生出低能儿。老年人严重缺乏碘时，会导致黏液水肿。

但要注意，摄入过量的碘会扰乱甲状腺的正常功能，既可以导致甲状腺功能亢进，也可以导致甲状腺功能减退，如孕妇暴露于高碘环境可能导致新生儿甲状腺肿和甲状腺功能减退。

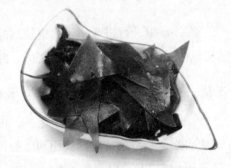

要摄取适量的碘，以维持身体的健康，使用加碘的盐似乎是最好的补碘方式。我国食盐普遍加碘。一般来说，成人每人每天的碘需求量约为150微克，按照

海带是碘的优质来源，经常食用海带可以补充多种矿物质

我国食盐加碘的标准量来推算，成人每人每天摄入加碘食盐6 ~ 8克便能满足日常需求。加上日常食物尤其是海带等富含碘的海产品的进食，我国成人的碘摄入量是有保证的。

由于孕前和孕早期对碘的需要量相对较多，除摄入碘盐外，还建议至少每周摄入一次富含碘的海产食品，如海带、紫菜、鱼、虾等。

7.硒——大脑的"天然解毒剂"

硒是强抗氧化剂，它能及时清除体内的有害自由基，防止大脑衰老。硒缺乏会使一些"神经递质"的代谢速率改变，同时体内产生的大量自由基也无法得到及时清除，从而影响人体的脑部功能，而增加硒的摄入量不但会减少儿童难以治愈的癫痫的发生，也可以有效地减轻焦虑、抑郁和疲倦。

硒虽然对大脑有益，但若摄食过量也会发生中毒，导致精神萎靡不振，精子活力下降，易患感冒。严重时，甚至还会引起惊厥、呼吸衰竭、肝脏损害等问题。

中国营养学会制定硒的日供给量为：1 岁以内为 15 微克，1 ~ 3 岁为 20 微克，4 ~ 6 岁为 40 微克，5 岁至成年人为 50 微克。

人体缺硒，可进食适量含硒较高的食物，如蘑菇、鸡蛋、大蒜、富硒大米、富硒小麦、海鲜、银杏等，正常人群一般只需要保持饮食均衡就可以摄取充足的硒。

8.镁——大脑情绪的"润滑油"

镁可使肌肉活动自由，增强血液循环，使神经得到镇静。如果人体缺乏抗紧张的镁，神经外鞘就会受损害，结果会造成神经过度过敏、烦躁不安。镁缺乏还会引起疲劳不堪、筋疲力尽和肌肉颤抖，此外酗酒会妨碍人体对镁的吸收。

镁虽然在大脑中有着不可替代的重要作用，但若摄入过多的镁也会对神经系统产生毒害作用，表现为全身肌张力减退、呼吸困难、复视、语言不清等，严重者还会出现呼吸肌麻痹、心脏骤停。

中国营养学会推荐人体每日所需镁供给量为：2 ~ 3 岁幼儿为 150 毫克，3 ~ 6 岁幼儿为 200 毫克，成年男性为 350 毫克，成年女性约为 300 毫克，孕妇以及哺乳期女性约为 450 毫克，人体可耐受最高摄入量定为 700 毫克 / 天。

在我们常吃的食物中，鱼、全谷制品、燕麦片、小麦胚芽、豆荚、菠菜、甜玉米、香蕉、木瓜、樱桃、猕猴桃等食物所含的镁元素都较为丰富。

维生素，大脑缺不了

如果把大脑比成一个化工厂，每时每刻都在进行着各种化学反应，维生素就是起催化作用的催化剂。如果缺少维生素，酶的作用就得不到充分发挥，工厂便不能正常运转。各类维生素是各种生物生长和代谢所必需的，是脑无处不在的营养卫士，它们各尽其责地参与着大脑中许多重要的生理、生化过程。

1.维生素A——增强大脑判断力的"利器"

维生素A，又称视黄醇，属于脂溶性维生素，它的消化与吸收需要矿物质和脂肪的参与，可储藏于体内。胡萝卜素在体内被吸收后可变为维生素A，因此维生素A可从植物性及动物性食物中摄取，如菠菜中所含的胡萝卜素进入人体后可以转变为维生素A。

维生素A不仅可以促进皮肤及黏膜的形成，使眼球的功能旺盛，同时它也是大脑健康发育的帮手，能增强大脑的判断能力。缺乏维生素A则会导致大脑记忆力减退乃至老年痴呆症的发生。

维生素A虽然是大脑不可缺少的营养素，但若摄入过多的维生素A也会出现中毒反应，出现腹泻、头晕、头痛、毛发脱落、

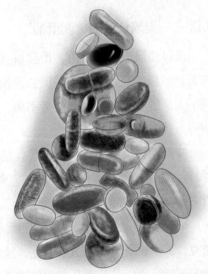

维生素制剂是维生素缺乏症患者补充维生素的主要来源，健康人群只要注意膳食均衡就能保证各类维生素的供应

肝脏肿大、肌肉僵硬、皮肤粗糙、脱皮等症状。及时减少维生素 A 的摄入量，这些症状很快就会消失。

我国制定的不同人群对维生素 A 的每日推荐量如下表所示。

我国推荐的不同年龄人群维生素A日摄入量

年龄段		维生素A推荐量（微克视黄醇当量）
0~0.5岁		420
0.5~3岁		400
4~6岁		500
7~10岁		700
11岁以上	男	1000
	女	800
妊娠期		1000
哺乳期		1200

那么不同人群吃多少食物才能满足每天的维生素 A 需求量呢？成年人每天吃约 0.85 个柠檬，或者吃 1/2 根胡萝卜，或者吃 1 片芒果，或者吃 1 根芦笋即可满足对维生素 A 的需要。那么其他人呢？根据上表中的数据，大家可以简单换算看看。

2.维生素B₁——增强记忆

维生素 B_1 又称硫胺素，是维生素中发现最早的一种，属于水溶性维生素。

维生素 B_1 负责将葡萄糖转换成能量，这对大脑和神经的新陈代谢特别重要，因为葡萄糖对我们的大脑来说是唯一的能量源泉，它能维持神经系统的正常功能，促进智力活动，防止多发性神经炎。

缺乏维生素 B_1 会出现恐惧、态度冷淡、疲乏困倦、情绪沮丧、无法专心致志、思维混乱等现象，甚至会患痴呆症。及时补充维生素 B_1

或进食含维生素 B_1 较高的食物，可以迅速缓解。

需要注意的是，这类维生素很"敏感"，清洗含有此种维生素的食物时，维生素 B_1 很容易失去，长时间加热也会破坏维生素 B_1。因此，含维生素 B_1 的食物在加工时要格外细心，同时加热时间尽量要缩短。

人体对维生素 B_1 的需要量通常与摄取的热量有关，一般按每1000千卡热量需要 0.5 毫克维生素 B_1 来计算。如成年男性（体力劳动者）每日需要热量 3000 千卡，那么维生素 B_1 的需要量则为 1.5 毫克。一般情况下，1 岁以下婴儿的维生素 B_1 每日供给量为 0.4 毫克，1~3 岁的婴幼儿每日供给量为 0.7~0.8 毫克。孕妇、哺乳期妇女和饭量比较大的孩子，要适当增加维生素 B_1 的供给量。

3.维生素B_2——大脑高强度脑力活动的物质保证

维生素 B_2 又称维生素 G、核黄素，微溶于水。

维生素 B_2 是机体中许多酶系统的重要辅基的组成成分，参与物质和能量代谢。如果人体内维生素 B_2 的量足够充足，大脑便能适应高强度的脑力活动。生活中人们有时会感觉疼痛，这是脑细胞的能量储备减少或脑血管强烈痉挛所致，适量补充维生素 B_2 可以减少疼痛的发病率，缩短发作时间，所以偏头痛者可以适量服用维生素 B_2，以预防头痛的发生。

人体对维生素 B_2 的摄取量也可按每供给 1000 千卡热量需 0.5 毫克来计算。一般来说，成人每日摄取量是 1.7 毫克，孕妇每日摄取量为 1.6 毫克，哺乳期妇女前 6 个月每日摄取量为 1.8 毫克，之后的 6 个月每日摄取量为 1.7 毫克，常处于紧张状态的人群应酌情增加维生素 B_2 的摄取量。

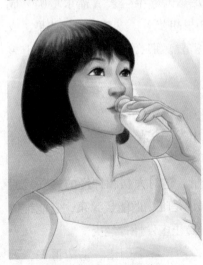

喝牛奶可以补充维生素 B_2

4.维生素B₆——中枢神经系统活动必不可少的物质

维生素 B₆ 又称吡哆素,是一种水溶性维生素。

维生素 B₆ 负责调整我们的蛋白质新陈代谢,并且一起参与神经介质的制造。当维生素 B₆ 缺乏时,负责调节血清素形成与分解的酶就会中断。若长期缺乏维生素 B₆,可能会导致脑功能不可逆性的损伤,表现为注意力不集中,情绪消沉,智力发育迟缓,学习障碍,兴趣丧失,甚至还会发生癫痫性抽搐。

其实,在我们的日常生活中,含有维生素 B₆ 的食物来源很广泛,只要我们能保证饮食均衡,就能基本满足需要,故一般不常发生维生素 B₆ 缺乏症。但处于电离辐射中,处于高温环境下,或服用特定的药物时,有可能会发生维生素 B₆ 缺乏症,因此平时要注意在饮食中保障维生素 B₆ 的摄取量。特别是孕妇,维生素 B₆ 得到良好的供给很重要,因为它对婴儿大脑的发育有着积极的影响。

5.维生素B₁₂——帮助大脑保持长期记忆力的"智多星"

维生素 B₁₂ 又叫钴胺素,是唯一含金属元素的维生素。

维生素 B₁₂ 对血液形成和身体成长有着必不可少的作用,并且在参与构成我们的神经组织中起着决定性的作用。维生素 B₁₂ 还可以防止大脑神经受到破坏。如果人们的膳食结构中缺乏维生素 B₁₂ 将导致脑部损伤,表现为思维混乱、意志消沉、精神错乱、丧失记忆力等症状。

我们很少会因饮食而造成维生素 B₁₂ 缺乏,缺乏原因主要是吸收利用时机体出现了问题,从而阻碍了从肠内摄取维生素 B₁₂。另外,相对于其他维生素来讲,维生素 B₁₂ 比较安全,即使大量服用,一般也不会中毒。推荐人体每日维生素 B₁₂ 的摄入量为:幼儿 0.3 微克,儿童 1.2 微克,成年人 2.4 微克,妊娠期每天增加到 2.9 微克,哺乳期每天增加到 3.2 微克。

6.维生素C——使大脑平静、放松和快乐的"优化大师"

维生素 C 呈酸性,又称抗坏血酸,可抑制皮肤内酪氨酸酶的活性,它既可促进铁在体内的吸收，还可增加脑组织对氧的利用。

重要的是，维生素C有助于去甲肾上腺素的合成，帮助人们调理情感抑郁，调节情绪，使大脑保持注意力集中，减少疲劳，所以压力大或情绪低落时应多补充维生素C。

由于维生素C易被破坏，因此，烧煮富含维生素C的食物时，时间应尽可能缩短，并盖紧锅盖，以减少高温和氧的破坏。菜汁中维生素C含量丰富，应尽可能喝掉。

维生素C的毒性很小，但摄入过多仍可产生一些不良反应。如成人维生素C的摄入量超过2克，可引起渗透性腹泻，此时维生素加速小肠蠕动，导致出现腹痛、腹泻等症状。建

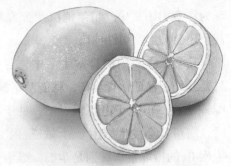

维生素C能提高人体免疫力，延缓衰老，柠檬中的维生素C含量非常高，补充维生素C可常食用柠檬

议儿童每日维生素C摄入量为30～50毫克，成年人每日摄入量为60毫克，孕妇每日摄入量为80毫克，哺乳期妇女每日摄入量为100毫克。

7.维生素E——延缓大脑衰老、保持大脑思维旺盛

维生素E是一种脂溶性维生素，又称生育酚，是最主要的抗氧化剂之一。

维生素E所具有的全面、高效的抗氧化作用，能保护细胞膜上的多不饱和脂肪酸免受自由基的攻击，维持细胞膜的完整性及组织正常的新陈代谢，在保证青少年正常生长发育中起着重要作用。对于中老年人来说，由于年岁的增长，身体器官功能开始减退，体内自由基的聚集增多，组织及血液中过氧化脂质增加，而维生素E所具有的强抗氧化作用，同样可以帮助减少自由基，延缓大脑衰老，保持大脑健康旺盛的工作活力。研究发现，每次口服复方维生素E 2粒，每天2次，1～3个

月后，对由于衰老或早衰而引起的脑神经衰弱具有显著的临床效果，能显著改善睡眠，消除疲劳、眩晕，增强记忆力，并增加脑血流量。

我国 1988 年制定的维生素 E 每日推荐量标准如下表所示。

我国推荐的不同年龄人群维生素E日摄入量

年龄段	维生素E摄入量(毫克)
0~0.5岁	3
0.5~1岁	4
1~3岁	4
4~6岁	6
7~8岁	7
11~12岁	8
13~44岁	10
45岁以上	12
妊娠期及哺乳期	12

8.烟酸——维护大脑神经系统正常活动的 "园艺师"

烟酸又称尼克酸、维生素 B_3、维生素 PP 和抗癞皮病因子。

在人体内，烟酸主要作为辅酶的组成成分，参与糖类、脂肪和蛋白质的代谢，为大脑的活动提供必需的生命物质。烟酸还有扩张血管的作用，有助于大脑血液的供应。由此看来，这些功能都有助于维护神经系统的正常活动。

如果烟酸严重缺乏，会影响到神经系统的功能，临床上会出现精神紧张、情绪变化无常、易怒、失眠、记忆力减退（或丧失）、产生幻觉等症状，严重时还会出现痴呆症。

我国推荐烟酸的日供给量以每 1000 千卡热量应供给的烟酸的毫克

数来计算，成年人为 5 毫克，儿童和青少年为 6 毫克。

9.叶酸——孕妇不可或缺的营养素

叶酸是维生素 B 族中的一种，不耐热，易溶于水，其主要功能是促进正常血液细胞的形成。

缺乏叶酸会出现巨幼细胞贫血、白细胞减少症，表现为舌炎、腹泻、食欲缺乏、面色苍白、健忘、失眠等症状，情况严重的还会出现心血管疾病，甚至皮肤出现紫癜。叶酸能预防胎儿的神经管缺陷和脑脊柱裂，避免无脑畸形儿、神经管畸形儿和脑脊柱裂畸形儿的出生。

中国人受饮食习惯的影响，特别容易缺乏叶酸，因此，我国畸形儿的出生率较高，故女性在怀孕期间（特别是在怀孕的前 6 周内）体内千万不可缺乏叶酸。叶酸的缺乏是最普遍的维生素缺乏症，已引起世界各国的重视，美国国家科学院推荐的叶酸日供应量如下表所示。

美国国家科学院推荐的叶酸日供应量

年龄段	叶酸推荐量（毫克）
0~0.5岁	30
0.5~1岁	45
1~3岁	100
4~6岁	200
7~8岁	300
11岁以上	400
妊娠期	800
哺乳期	600

绝对素食对大脑的损害

现在有很多人为了减肥而不吃主食，每天依赖蔬菜、水果度日，虽然这种饮食观念可能会让你在短时间内瘦下来，但也可能导致营养不良，甚至对大脑造成一定的损伤。

·养脑小贴士·

与普食者相比，素食者血清中半胱氨酸水平升高，n-3 多不饱和脂肪酸含量下降。前者与患脑血管疾病的风险增加相关，后者有保护大脑的作用。为此素食者可通过花生、核桃、榛子等坚果补充 n-3 多不饱和脂肪酸。

素食者特别是绝对素食者的饮食中，蛋白质、维生素 B 族、铁、锌、钙的营养很容易缺乏。尤其是维生素 B 族缺乏会对神经系统造成损害。

小于是一个广告模特。这阵子，她要为一份时尚杂志拍摄一组照片，为了能达到更佳的上镜效果，本来就很瘦的她又开始突击减肥。

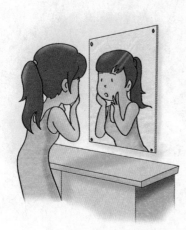

除了坚持每天 1 小时的强化运动以外，她把三餐改为两餐，并且只吃菜不吃主食，据说这是时尚达人最流行的减肥方法。结果一段时间以后，体重是下去了，但皮肤变得暗淡无光，气色也很差。

如此憔悴的小于让杂志编辑和摄影师都大发脾气，久而久之，小于变成了一位"抑郁症"患者，主要表现为站立时有前冲步态，神经系统检查无阳性体征。因情绪不好，家人与医生认为小于可能是抑郁焦虑，但精神检查典型焦虑症状不明显。仔细检查发现小于的维生素 B_{12} 水平明显低于正常值，确诊为亚急性神经联合变性，这主要是因为小于长期素食，缺乏维生素 B_{12}。

小于可不是特例，现在因为减肥而只吃素食的人不知有多少。实际上这种饮食习惯对健康的伤害是相当大的，最后带给我们的不是美丽而是疾病。

其实，胖也好，瘦也好，健康才是最重要的。按照中国人的体质状况，一个成人每天应当至少吃 100 克精肉，只吃蔬菜不吃肉食明显存在饮食不均衡的问题，即使不爱吃肉，也要用豆制品、牛奶和鸡蛋来替代。此外，食物过于精细也不利于身体健康，如果长期只吃高蛋白、高脂肪、低纤维的菜，极容易得高血压、心血管病和肥胖病，即便没有这些疾病，亚健康也会悄悄侵袭你的健康，这也同样会损害大脑健康。所以，我们一定要把主食与副食科学合理地搭配起来，平时还要多吃大米、玉米、高粱、地瓜、土豆等杂粮主食。

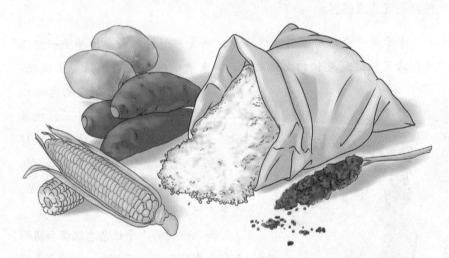

大米、玉米、高粱、地瓜、土豆等含淀粉主食是人体必需的

第3章

吃什么令大脑快乐?

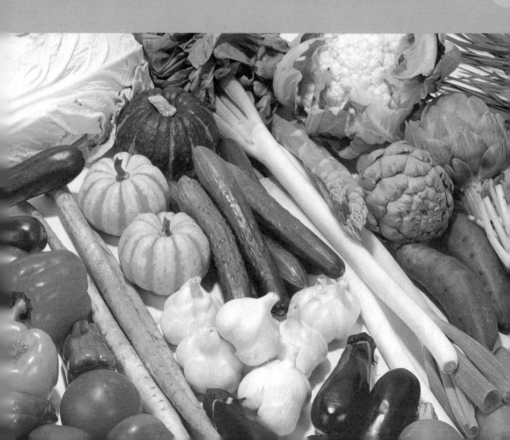

你快乐吗——快乐自评表

你快乐吗？你是否处于"亚快乐状态"，是否有患上抑郁症的可能？以下测试将帮助你找到答案。

在过去几周里，你是否感到：

（N）1. 老是感到心烦？

（ ）是   （ ）否

（P）2. 特别热衷于某事或对某事特别感兴趣？

（ ）是   （ ）否

（N）3. 是否总感觉坐立不安？

（ ）是   （ ）否

（P）4. 是否会因为别人赞扬你工作干得好而感到骄傲？

（ ）是   （ ）否

（N）5. 是否十分孤独或远离他人？

（ ）是   （ ）否

（P）6. 是否有过由于完成了某项工作而感到愉快的体验？

（ ）是   （ ）否

（P）7. 是否仿佛处在世界的顶峰（有飘飘然的感觉）？

（ ）是   （ ）否

（N）8. 是否非常忧郁或非常不幸福？

（ ）是   （ ）否

（P）9. 事情是否在按你的意愿发展？

（ ）是   （ ）否

（N）10. 是否由于某人的批评而感到不安？

（ ）是   （ ）否

【评定方法】

以上 10 个项目是一系列描述"过去几周"感受的是非题。N 为负性情感项目，P 为正性情感项目。正性情感项目回答"是"，记 1 分；负性情感项目回答"否"，也记 1 分。情感平衡的计算方法是以正性情感分减负性情感分，再加一个系数 5，因此其得分为 1 至 9。对美国 10 个大城市的成人测量结果，平均得分约为 6.7 分。

操纵快感的"多巴胺能神经"

当我们达到了某个目标时，我们会感到喜悦，心情也变得愉快起来，这时候我们愿意继续努力下去，这是为什么呢?

科学家们发现老鼠的大脑中存在一个反应中枢，这个反应中枢在电流的刺激下会使老鼠处于狂喜状态。用电极装置来刺激老鼠脑部的神经中枢的时候，可以观察到受到电击后的老鼠非常兴奋，并不停地挤压头部。这个部位是老鼠大脑中脑神经细胞集中的地方，受到电极的刺激，老鼠获得快感，就不停持续挤压这里，促使脑神经细胞分泌出一种叫多巴胺的神经传递物质。

一旦有多巴胺分泌，动物就会产生快感和兴奋。另外，多巴胺的分泌，还会促进脑神经细胞的发育，有利于大脑中信息网络的生成，因此多巴胺也被称为"欲望荷尔蒙""快乐物质"。如果多巴胺分泌得足够多的话，脑神经细胞就会变得非常活跃。这种多巴胺只有在达到某种目的、获得某种成功的时候才会分泌，也就是在人感到高兴和愉快的时候才会分泌。

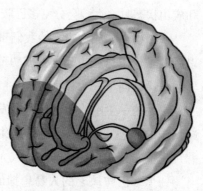

大脑分泌的多巴胺是一种能影响人的心情的物质，分泌量与神经的活跃程度相关

适量的多巴胺会让人产生旺盛的精力、兴奋感、专注力和赢取奖赏的动力，对事物怀有广泛的好奇心，而且有很强的参与意识。对财富、权力、性以及成功的欲望都来自它。人类吸烟和吸食毒品，陶醉于热恋之中，女士乐此不疲地购物，男士追求刺激运动等行为都和多巴胺含量的增多有关。大脑活动的核磁共振研究显示，人类在观赏自己感兴趣的图片时，大脑中多巴胺浓度会升高。一些科学研究揭示，可复制出较长的多巴胺受体的遗传基因携带者比未携带者对事物怀有更广泛的好奇心。

知道了大脑的这个秘密，那我们不妨努力营造一种促使多巴胺分泌的环境。我们只要多多营造一种喜悦、高兴的氛围，身体就会分泌出更多的多巴胺，大脑就会不断受到一些良性的刺激，我们最终可以变成一个爱思考、爱动脑的聪明人。

有的人学习外语时，会感到非常头痛，怎么也学不好，但如果自己的恋人就是说这种语言的人，那么他（她）便能很顺利地学习和使用这种语言。有的人不喜欢数学，学习成绩不够理想，但有一次他竟然做出了全班同学都没有解出的习题，这时候他感到了前所未有的成就感，心情变得十分高兴，于是后来他的数学越学越好。这就是人在恋爱状态和成功状态时，大脑会分泌多巴胺，从而促进大脑功能得以改善的例子。

一个小小的成功也会给我们带来喜悦，身体也会分泌出多巴胺，在以后的工作中每当想起这种成功带来的喜悦感时，就会激发我们更加努力、积极地向下一个目标迈进！

在人的一生中，我们经常会发现，有些人无论在什么境遇下都能保持快乐的心态，一副乐天派的性格；相反，另一些人则总是灰心丧气、悲观失望，其实这往往与一个人大脑中多巴胺的含量有关。

一个多巴胺缺乏的人易患抑郁症，而如果一个老年人缺乏多巴胺，则易患使人行动逐渐僵化的帕金森病。

一般来说，正常人的多巴胺可以由外界的刺激产生，而且大脑中的多巴胺含量还与心情有关，心情越愉悦，其含量越高。但是心情很郁闷的人，也可以通过药物治疗等方法来提高大脑中的多巴胺含量。有些人服用可卡因等毒品后，大脑会处于兴奋、迷狂状态，这是由于可卡因能刺激大脑中的多巴胺含量。但这种方法不被提倡，是因为不良反应太大。因此，最好的办法就是合理食用富含多巴胺的食物，来提高大脑中的多巴胺含量。但大脑本身不储存合成多巴胺、去甲肾上腺素和乙酰胆碱的原料（前体物质），这些原料需要从食物中摄取。

其中乙酰胆碱的前体物质是胆碱，多巴胺、去甲肾上腺素的前体物质是酪氨酸，另外由酪氨酸合成多巴胺需要维生素 B_6、维生素 B_3 和铁。因此，要使大脑保持活跃状态，就要进食富含酪氨酸、胆碱、维生素 B_6、维生素 B_3 和铁的食物。

富含卵磷脂的食物：大豆、蛋黄、动物肝脏、肉类、花生、粮谷类、坚果、植物种子、胚芽、蘑菇、山药、木耳等。

富含胆碱的食物：大豆、龙眼、甘蓝、蜂蜜、山药、菜花、紫菜、卷心菜、黄花菜等。

含有酪氨酸的食物：蚕豆、花生、豆类、火鸡、奶酪、葵花籽、糙米、山药等，其中蚕豆是少有的含有左旋多巴的常见食物。

富含铁的食物：

丰富来源：动物血、肝脏、鸡胗、牛肾、大豆、黑木耳、芝麻酱、牛肉、羊肉、蛤蜊和牡蛎等。

良好来源：瘦肉、红糖、蛋黄、猪肾、羊肾、干果（杏干、葡萄干），啤酒酵母菌、海草、赤糖糊及小麦等。

一般来源：鱼、谷物、菠菜、扁豆、豌豆、芥菜叶、蚕豆、瓜子（南瓜、西葫芦等种子）。

富含维生素 B_6 和铁的食

· 养脑小贴士 ·

多巴胺能使神经在正常状态下带来正面的意愿和心态，同时也带来食欲、性欲等对生存而言十分重要的欲望。但如果过度兴奋，也有引发依赖症这种严重问题的可能。

物：牛肝、核桃仁、香蕉、花生仁、葡萄干等。

富含维生素 B_3 的食物：啤酒酵母、火鸡、大比目鱼、南瓜子和花生等。

健脑导航

●血拼购物时，请控制自己的多巴胺

多巴胺就像购物的助推剂，让你一步步陷入支出过度的风险。越来越多的大脑研究结果显示，购物能够刺激大脑的主要区域，以改善情绪，让我们心旷神怡——至少暂时如此。浏览装饰一新的假日橱窗或找到一件心仪已久的玩具似乎会开启大脑的奖励中心，刺激大脑化学物质的释放，使你达到购物兴奋状态。

购物的许多乐趣都与大脑中的化学物质多巴胺有关，多巴胺对我们的身心健康有着至关重要的作用。同时还跟愉悦和满足感有关，当我们经历新鲜、刺激或具有挑战性的事情时，大脑就会分泌多巴胺。但对大脑活动的核磁共振研究显示，多巴胺浓度的上升与其对经历的预期的关联性很强，这可以解释为什么人们在逛商店或寻找廉价商品时会感到很有乐趣。

多巴胺能让一个人痴迷于购物，做出错误的决策。比如，一个人看到一双鞋后，他的多巴胺就开始大量分泌。多巴胺会刺激人的购买欲望，但一旦购买行为完成后，其浓度就会下降。

了解购物在我们大脑中引发的实际变化有助于做出更好的购物决策，避免在多巴胺带来购买冲动时过度支出。

——只购买清单上的商品，避免购物冲动。

——使用现金或借记卡。财力限制能够使你在产生购物冲动时放弃负担不起的商品。

——在商店关门或把钱包落在家里时浏览橱窗里的商品。你可以享受到购物的乐趣，同时没有支出过度的风险。

——在拜访亲友时不要购物。在陌生场所的购物新鲜感很可能会让你购买不需要的商品。

危机管理中心——"去甲肾上腺素能神经"

当我们清晨起床后，面对阳光明媚、蓝天白云，呼吸着纯净的空气。有的人会觉得生活很美好，继而精神抖擞地投入到工作中去，而与之相反的一些人却无法感受到生活的美好，对新的一天要面临的工作缺乏兴致，畏首畏尾。其实这与我们大脑内分泌的去甲肾上腺素有关，它能调动我们的情绪，让我们以积极的心态去拥抱这个世界，让我们对学习、生活和工作充满激情。

若大脑内的去甲肾上腺素分泌不足时，则不能唤醒其情绪，就会对自我的世界失去感觉，甚至了无生趣。

李阳向来对周围的事物不感兴趣，像隔了一层透明的玻璃一样没有感觉。有的时候明明清楚亲人对自己很好，可却总觉得妈妈和亲友像陌生人一样，没有那种被关心的感觉。而且随着年纪的增大，对周围的一切事物像行尸走肉似的。没思想，对他人既不喜欢也不讨厌，而且也不希望别人关心自己，这种感觉越来越深，甚至希望家中发生点事，如父母离婚。心烦，甚至产生过想杀人的念头。后来，经过医生的治疗，李阳在服用了医生开的提高去甲肾上腺素的药物后，症状有了明显的好转，已经能够正常生活和工作。

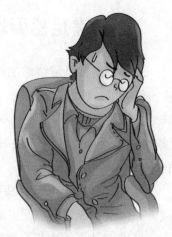

去甲肾上腺素不足会表现为
对周围事物失去兴趣，对人冷漠

去甲肾上腺素能神经不光分布在工作脑，它在脑的各部分都有网络，可以应对身体发生的危机，引起各种各样的反应。其功能用"危机管理中心"来形容再恰当不过。

它还会发动自律神经，诱导大脑处于觉醒状态，使我们对外界事物保持一定的注意力。有注意力缺陷的多动症儿童的注意力涣散就和去甲肾上腺素（NE）的含量不足有关。给这些儿童服用提高大脑去甲肾上腺素（NE）含量的药物，能明显改善注意缺陷障碍症儿童注意力涣散的症状。

我们也可以从食物中获取去甲肾上腺素，具体参照上一节——操纵快感的"多巴胺能神经"。

让人满足感骤增的物质——5- 羟色胺

人有了使自己情绪愉悦的多巴胺和使自己情绪积极的去甲肾上腺素，便会以一种饱满的热情，积极愉快地投入到某一件事情中去。但一味地投入而不知道停下来，不知道收工，不知道刹车，便会成瘾，大脑就会崩溃。科学家给大鼠注射多巴胺受体激动剂，大鼠便会表现出成瘾行为，不停饮用实验用药。

人之所以情绪积极愉快后，就会忙忙碌碌整日不得闲，却又乐此不疲，原因就在于没有满足，若满足了，就会停止做这些事情。所以有句名言说："快乐不在于你拥有多少，而在于你对拥有的满足多少。"为了使积极愉快的情绪不至于过分亢进，于是大脑又分泌一种5- 羟色胺，从而减少了去甲肾上腺素的分泌，使人感受到满足与放松。

5- 羟色胺和去甲肾上腺素一样，是让大脑清醒的神经递质，但去甲肾上腺素带来"热情的清醒"，5- 羟色胺则带来"冷静的清醒"，它能让大脑处于平静状态。

进食美食就是大脑情绪调节机制的完美体现。当我们坐在餐桌前看到美食，闻着香喷喷的饭菜香味，脑细胞便开始分泌多巴胺，使人产生愉悦感，多巴胺又使我们产生饥饿感，于是开始开怀享用美食。当享用一段时间美食后，大脑开始释放 5-羟色胺，使我们不再感到饥饿，产生平静的满足感和饱足感，这时便会停止进食美食。一些暴食症患者，并不是源于我们通常以为的意志力和自控能力的缺乏，暴食的产生是因为体内的 5-羟色胺水平下降，正如吸毒一样，过量进食在奖赏回路中建立了一个反馈循环：吃得越多，食欲就越强，而满足这种食欲也会变得越来越困难。给暴食症患者服用提高 5-羟色胺水平的药物后，暴食行为会停止。

也就是说，通过有规律地释放出一定量的 5-羟色胺，5-羟色胺能神经会压抑多巴胺能神经、去甲肾上腺素能神经的过度兴奋，保持整个大脑的平衡，带来平常心。

所以，使人能够感到积极愉悦又能得到满足，才是真的平静的快乐，才能有真正的幸福感。小说《约翰·克里斯朵夫》一方面探讨了一个流落他乡的音乐天才成才的故事，另一方面探讨了什么是真正的幸福快乐——这一人类永恒的主题。主人公约翰·克里斯朵夫在童年贫穷的苦水中泡过，在青年绝望的拼搏中熬过，在中年痛失真爱的悲伤中走过，经过大半生的探索，到了晚年，最后终于在心爱之人的墓地上真正感悟到："平静的快乐才是真正的幸福。"

在积极、愉悦与满足这 3 种快乐情绪的成分中，满足感最为重要。人若不满足，就会去寻一些不切实际的东西。欲望太多，超过自己的控制能力范围便会沮丧忧郁。

因此，要使我们的大脑处于平稳状态，获得"稳稳的幸福"，我们可以从食物中摄取 5-羟色胺，但 5-羟色胺的前体物质是色氨酸，因此要摄取 5-羟色胺的前体物质色氨酸。

含色氨酸的食物有：全麦面包、土豆、糙米、香蕉、牛奶、酸奶等。

情绪的催化剂——维生素

传统的健康理念认为，健康是指人的身体处于无疾病的状态。然而健康不仅仅是身体的无病状态，也应包括心理的健康。在国内各行各业竞争压力越来越大的环境下，很多例子也证实了心理不健康会带来严重的后果，如：妒忌、敌视、神经障碍等。有的人心里一直想不开，甚至还走向自杀。这些都是心理上不健康的表现。有研究表明，适当服用各种维生素能有效地改变心境。这是因为，维生素能够帮助大脑产生和情绪相关的神经递质，帮助大脑产生神经细胞活动需要的 DNA、脂肪、碳水化合物及蛋白质，帮助大脑产生神经细胞活动需要的氧气和能量，因此它是使情绪快乐的好帮手。

大脑中的神经递质包括多巴胺、去甲肾上腺素和 5-羟色胺，它们决定了我们的情绪是快乐还是悲伤，放松还是紧张，满足还是沮丧。它们的产生需要维生素 B_6 和维生素 C 的帮助，若大脑中维生素 B_6 和维生素 C 摄取不足，就不能分泌一定的和情绪相关的神经递质，这就是我们的情绪会变得悲伤、紧张和沮丧的主要原因。

大脑中的碳水化合物、DNA、脂肪、蛋白质是合成代谢的重要物质，通过各种复杂的化学反应而运转。这些物质不但是一切神经细胞活动的基础，也与情绪有直接的联系，它们的产生与维生素有关。如维生素 B_6 除参与糖原、神经递质、神经鞘磷脂、核酸、血红蛋白及类固醇的代谢外，还参与所有氨基酸代谢。维生素 B_{12} 不仅参与大脑细胞中碳水化合物、DNA 的合成，脂肪和蛋白质的代谢，增加核酸与蛋白质的合成，而且维生素 B_{12} 中的叶酸对细胞分裂、生长及核酸、氨基酸、蛋白质的合成起着重要作用，是生长发育中不可缺少的营养素。一旦缺少

维生素 B_6 和维生素 B_{12}，大脑就会产生异常，情绪就会产生波动，最终导致各种疾病。

维生素 B_6 对女性的作用更明显，特别是月经前口服避孕药的女性，若维生素 B_6 摄入不足，就容易情绪激动、困倦和急躁。另外，维生素 B_{12} 缺乏可能会让你觉得脑子木，甚至有点反应迟钝。

当我们产生这样或那样的心理及情绪的时候，大脑内的数百万个神经细胞会相互传递信息，并把大脑的指令传递到身体的各个部位，这些神经细胞工作的时候需要大量的能量。维生素 B_1 以辅酶形式参与糖的分解代谢，生成嘧啶酸及乳酸，然后继续分解成二氧化碳和水，同时释放出大量能量。因此，如果在糖分解步骤中缺乏维生素 B_1 的话，便无法产生能量，而在体内留下乳酸及嘧啶酸等物质。体内乳酸的含量一旦增多，人便会感觉疲劳，还会出现手脚麻木、皮肤浮肿，甚至影响大脑神经。如果体内维生素 B_1 不够的话，人就会变得很焦虑或记忆力减退，特别容易不安和易怒，甚至还会与人发生争执。大脑能量代谢和辅酶 A 密切相关，但辅酶 A 的合成需要维生素 B_6 的帮助。若没有维生素 B_6 的参与，辅酶 A 的合成就会受到阻碍，大脑的能量代谢也就无法进行。维生素中的烟酸参与体内脂质代谢、组织呼吸的氧化过程和糖类无氧分解的过程。若大脑缺乏维生素 B_1、维生素 B_6 和烟酸，和情绪相关的神经细胞活动就会缺乏能量，我们的情绪也会因此受到影响，或易激怒，或焦虑，或抑郁。

大脑在进行情绪相关的活动时，同样需要大量的氧气，而氧气是通过血液中的红细胞携带给大脑细胞的。维生素 B_6 帮助蛋白质的代谢和血红蛋白的构成，更重要的是促进血红细胞的生成。若大脑缺乏维生素 B_6，和情绪相关的神经细胞活动便会缺乏必要的氧气，我们的情绪便会受到影响。另外，维生素 B_6 参与神经鞘磷脂的代谢，而维生素 B_{12} 维护神经髓鞘的代谢与功能，因而维生素 B_6 和维生素 B_{12} 对和情绪相关的神经细胞有营养保护的作用，与我们情绪好坏有密切关系。

因为维生素这种天然物质与我们的情绪有密切的关系，因此补充维生素有助于防治抑郁症，使我们保持好情绪。研究发现，如果抑郁症患者多吃含维生素 B_{12} 的食物，患者治疗效果就比较显著。老年抑郁症患者如果食用较多的维生素 B_1、维生素 B_6 和维生素 B_{12} 的食物，治疗效果明显好于其他抑郁症患者。

有助于改善情绪的食物

科学研究证明，心情愉快与大脑分泌某些激素的多少有关，而有些食物会影响这些激素的分泌。控制好这些激素的分泌，就可以达到使人快乐的目的。经研究，人们发现以下食物有这种作用：

1."快乐食物"——香蕉

香蕉中含有的特殊氨基酸能使人的心情保持舒畅，结合香蕉中所含的生物碱，可以起到振奋精神和提升信心的作用。而且香蕉含有丰富的色胺酸和维生素 B_6，这些都可帮助机体减轻忧郁。另外，香蕉含钾量很高，吃香蕉可以补充钾元素，维持体内钾钠平衡和酸碱平衡，保持神经、肌肉的正常功能。

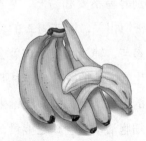

香蕉是首屈一指的"快乐食物"

2.柑橘、葡萄柚、猕猴桃等富含维生素C的水果

柑橘、葡萄柚、猕猴桃中含有丰富的维生素 C，是制造多巴胺、肾上腺素的过程中的重要成分之一。另外，大量的维生素 C 不仅可以缓解疲劳，帮助抗压，提高人体免疫力，最重要的是，维生素 C 可促进胶原形成，有助于维持体内细胞膜的完整，也具有安神宁心、消除紧张的作用。

3. "自然界的阿司匹林"——樱桃

樱桃中有一种叫作花青素的物质，能够使人快乐，对人体健康也大有益处。研究发现，吃樱桃与吃阿司匹林效果类似。长期面对电脑工作的人常有头痛、肌肉酸痛等毛病，适量吃樱桃可以得到改善。

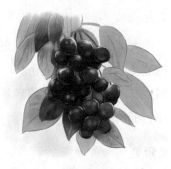

人在心情不好的时候吃些樱桃，
情绪能有明显改善

4.辣椒

辣椒中维生素 C 含量居各蔬菜之首，并且其中的胡萝卜素和维生素含量也很丰富。辣椒中的辣椒素能激发人口腔内的"疼痛感受器"，继而向大脑发出一种信号，使大脑分泌出一种让人感觉良好的化学物质。这种物质不仅能缓和辣味带给人的刺激，而且还能有效改善人的情绪，使人心情愉悦。另外，辣椒中的

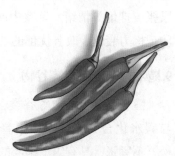

生吃辣椒有助于思维活跃

姜黄色素还能帮助大脑进行"大扫除"，从而有效防止老年痴呆的发生。要特别强调的是，辣椒以生吃效果更好。

5.菠菜

菠菜除含有大量铁质外，更有人体所需的叶酸，叶酸能保证人的精神健康。如果 5 个月没有正常摄入叶酸，人就会出现健忘、焦虑等症状。菠菜在绿叶蔬菜中叶酸含量最高。

6.黄花菜

黄花菜又叫忘忧草，它含有糖、蛋白质、维生素 C、钙、脂肪、胡萝卜素、氨基酸等人体所必须的养分，具有安神解郁的功效。不过，黄花菜不宜生吃，以免中毒，以干品和煮熟吃为好。

7.大蒜

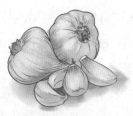

大蒜能促进维生素 B_1 的吸收，促进糖类的新陈代谢以产生能量，并能消除人体疲劳、增强体力。另外，大蒜素具有很强的杀菌作用，能消灭侵入体内的病菌。

吃大蒜有助于益智健脑

8.紫菜

每 100 克紫菜中含镁 460 毫克，可以说紫菜是"镁元素的宝库"。镁具有放松神经等作用，有助于改善情绪，也适用于改善女性经前期的紧张、抑郁等情绪。紫菜中的维生素 B_{12} 有活跃脑神经、预防衰老、预防记忆力衰退、改善忧郁的功效。

9.糙米、全麦面包等谷物

糙米、全麦面包等谷类含有丰富的维生素与碳水化合物，可以缓慢释放能量，使人放松、不紧张，具有镇定神经的作用。

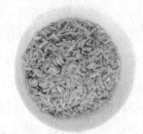

10. 胡桃、大豆、亚麻籽油

胡桃、大豆、亚麻籽油等食物含有 EPA、DHA 两种良好的不饱和脂肪酸，非常有利于营养大脑神经，改善情绪。另外，它们中富含的 Omega-3 脂肪酸，与常用的抗忧郁药有类似

吃糙米等谷类可以
为大脑提供碳水化合物，
有益于身体健康

作用，能阻断神经传导路径，增加血清素的分泌量，能明显缓解忧郁症状，包括沮丧、焦虑、性欲缺乏、睡眠障碍以及自杀倾向等问题。

11.深海鱼

研究发现，全世界住在海边的人相比住在陆地的人更容易快乐。这不只是因为大海能使人神清气爽，还因为住在海边的人常吃鱼。哈佛大学的研究指出，深海鱼中的 Omega-3 脂肪酸与常用的抗忧郁药有类似作用。

12.牛奶和酸奶

　　牛奶和酸奶中含有较丰富的色胺酸和钙，具有抗忧郁的作用。人喝过牛奶后会有一种镇定感，故晚上临睡前喝一杯牛奶会起到安神促眠的作用。这是因为牛奶中含有丰富的钙，钙对于安神和抗抑郁有明显的作用。而酸奶中也富含钙质，我们可适当喝些牛奶和酸奶。

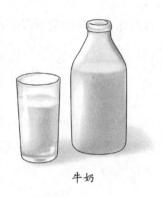

牛奶

13.咖啡、茶、可可

　　咖啡及其他热饮如茶、可可，都能振奋精神，因其起作用的成分都是咖啡因，它能刺激大脑皮质，消除睡意，增强感觉与思考力，而且还可作调节心脏功能的强心剂，但若过量摄入则会觉得压力增大和神经过敏。

　　有些人一天要喝四五杯咖啡，这会让身体产生对咖啡因的依赖，一旦量减少，就会出现类似戒断的症状，并导致意志消沉及易怒。因此，专家建议早上摄取少量咖啡因是有益的，再多便没有必要了。

14.黑巧克力

　　黑巧克力的主要原料是可可豆，可可豆中含有多种可提升情绪的成分。这些化学物质大多浓缩在黑巧克力中，这也是黑巧克力比白巧克力和牛奶巧克力更受营养专家推荐的原因之一。

　　黑巧克力可以增加血液中的抗氧化成分类黄酮，有助于促进大脑中一些重要区域的血流速度，从而迅速改善情绪，让人的热情

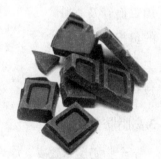

适量食用黑巧克力，
对改善情绪有一定帮助

增加，使大脑变得敏锐，精力更充沛，更有活力。除此之外，巧克力的甜味及油脂，也能活化大脑的快乐中枢。

　　但是黑巧克力含有很多的热量和脂肪，食用时要注意适量，建议每

日黑巧克力食用量不多于 60 克。

不利于改善情绪的食物

食物拥有决定你心情的神奇力量。吃对食物，可以让你精神倍增；而吃错食物，会让你更加烦躁。以下这些食物不利于改善心情，我们应尽量远离。

1.大量咖啡

咖啡含有大量咖啡因，尤以黑咖啡为甚。大量咖啡因可刺激激素分泌，导致心跳加速、头痛及失眠。因具有利尿成分，大量饮用咖啡还可致身体脱水，令精神紧张、注意力难以集中，脾气更容易暴躁。

2.煎炸食品

经煎炸的食物，多含较高油脂，进食过量会加重血管及心脏的负担，令血压上升，使情绪变得容易激动。

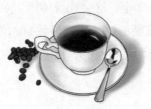

咖啡含有大量咖啡因，少量饮用有提神作用，大量饮用对身体无益

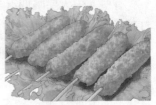

煎炸食品含有大量对身体有害的脂肪，且食物中的很多营养物质已经被破坏，所以煎炸食品不利于健康

3.高脂肪食物

全脂奶、冰激凌、炸鸡、薯条、汉堡、芝士蛋糕、带皮的鸡鸭肉类等食物都是高脂肪食物。而人体摄入过多的脂肪会抑制脑部合成神经传导物质，并造成血细胞凝集，导致身体血液循环不良，尤其是脑部。

4.高单糖饮食

这类食物有糖果、汽水等，因其能够过快地提升血糖，刺激体内释放胰岛素调节血糖,易导致血糖和血清素水平波动,进而产生不稳情绪。

5.过咸食物

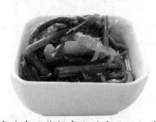

咸蛋、腌菜等过咸食物,含大量钠质,令体内磷质流失的同时,也会造成血压上升,为身心增加压力。另外,含盐量高的洋芋片、罐头食品、

咸味食品能提高人的食欲,但其中含有过量的钠元素,对身体健康不利,特别是高血压患者更要注意少吃过咸的食物

方便面、香肠、火腿、热狗、卤味、腌渍品、西红柿酱、酱油等食物吃多了,也会使情绪过度紧张。

令大脑快乐的食谱

简单的食物,却能带来一整天的美好心情。如南瓜能带给你好心情,香蕉可以振奋精神,菠菜含有大量叶酸,缺乏叶酸会导致抑郁症的出现,牛奶可以使紧张情绪得到缓解⋯⋯

保健应用 营养五谷豆奶

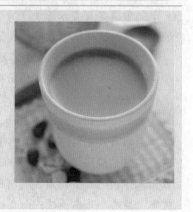

原料: 五谷粉 15 克,鲜牛奶 175 毫升,豆浆 150 毫升。

做法: 豆浆牛奶混合加热,再加入五谷粉搅拌均匀,温度合适时即可食用。

功效: 谷类和豆类含有丰富的抗氧化物质,可以抑制自由基阻挡脑细胞的活动,同时更具有抗肿瘤和促进胃肠蠕动的功效,其中丰富的维生素 B 族,可预防精神不济,让人心情愉快。

保健应用 虾仁葡萄柚

原料： 葡萄柚250克，白虾仁100克，小番茄50克，盐、味精、白糖、葱、姜片、生粉、色拉油、料酒各适量。

做法：

（1）先将3克盐、适量生粉、3克味精、5克料酒放入虾仁，码味10分钟。

（2）炒锅上中火，下色拉油，四成热时，下码好的虾仁中火滑油1分钟出锅备用。

（3）锅下20克色拉油，五成热时下葱、姜炒香，下30克料酒，放入虾仁、3克盐、2克味精、白糖大火翻炒均匀，生粉勾芡，最后放入葡萄柚、番茄翻炒均匀出锅装盘即可。

功效： 虾含有丰富的钾、碘、镁、磷等微量元素和维生素A、氨茶碱等成分，且其肉质松软，易消化。葡萄柚中丰富的维生素C不仅可以增强身体的抵抗力，而且也能为我们的身体制造多巴胺、肾上腺素这些愉悦因子。二者搭配，不仅可以增强身体免疫力，还可以振奋精神。

保健应用 菠菜鸡蛋全麦煎饼

原料： 菠菜100克，鸡蛋1个，全麦面粉半杯（125毫升），无油骨汤（用猪棒骨熬的汤撇去浮油）适量。

做法：

（1）将菠菜去根清洗干净，放入沸水中焯一下，捞出沥干；将焯过的菠菜放入搅拌机中，搅拌成菠菜泥。

（2）将菠菜泥倒入一个容器内，加入面粉、鸡蛋，用筷子调成面糊。

（3）再加入骨汤调成稀面糊，骨汤要逐步加入，面糊要调得稀一些，这样煎饼较软。

（4）平底锅烧热，不放油，转中火，盛一勺面糊倒入锅中，一面煎熟以后翻面，直到两面煎成略带金黄色即可。

功效： 鸡蛋中含有较多的维生素B族和其他微量元素，可以分解和氧化人体内的致癌物质，具有防癌作用；菠菜含有丰富的叶酸，可预防失眠、健忘、焦虑等症；全麦粉中麸皮含有更丰富的营养成分。

保健应用 百合炒南瓜

原料：南瓜、百合各120克，盐、油、葱花各适量。

做法：

（1）南瓜对半切开，削去外皮，挖出内瓤，切成薄厚适宜的片；百合剥成瓣，去掉外边褐色部分，洗净。

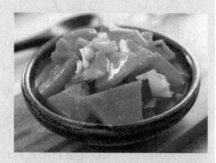

（2）大火烧开锅中的水，放入百合瓣汆烫两分钟，捞出，沥干水分。

（3）炒锅内放入油，烧至七成热时放入葱花，炒香后放南瓜片，翻炒均匀；加入适量水稍稍没过南瓜，大火煮开后，小火焖七八分钟至南瓜熟软。

（4）锅中还有少量汤汁，放入百合焖2分钟，加入盐，大火翻炒两分钟收干汤汁即可。

功效：百合具有清润的功效，南瓜富含维生素B₆和铁，这两种营养素都能帮助身体将储存的血糖转变成葡萄糖，而葡萄糖正是脑部唯一的燃料。二者炒在一起，清爽的口感也令人喜欢，吃了使人心情愉快。

保健应用 蒜茸西兰花

原料：西兰花200克，盐、油、大蒜适量。

做法：

（1）将西兰花清洗干净，之后用手掰开。

（2）锅中坐水，上火烧开，之后加入一点盐。放入西兰花汆烫2秒钟，稍微变颜色了立刻捞出。

（3）锅中坐油，6成热，放入蒜蓉爆炒出香味，放入西兰花翻炒，快熟时倒入水淀粉和盐，搅拌均匀，芡汁黏稠即可。

功效：西兰花营养丰富，主要包括蛋白质、碳水化合物、矿物质、维生素和胡萝卜素等，其中的维生素K有助于增强大脑活力。

保健应用 西红柿土豆炖牛肉

原料： 牛肉500克，西红柿500克，土豆500克，洋葱100克，盐5克，姜5克，植物油25克。

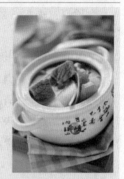

做法：

（1）牛肉洗净后切成3厘米的块，随冷水入锅烧沸，去除浮沫，捞出再用清水洗净血污待用。

（2）土豆削皮后切3厘米大小的块。

（3）洋葱分成3厘米左右的片。

（4）西红柿经开水烫后，去皮，切成小块。

（5）锅内入油烧热至六七成热时，放生姜片爆香炒一会儿。

（6）入牛肉和土豆翻炒数十次后，加西红柿和清汤。

（7）烧沸后再改用中火炖至牛肉松软，土豆散裂，加入洋葱片和精盐。

（8）再改大火1～2分钟即可。

功效： 西红柿中的茄红素能修复睡眠不足损伤的细胞，让昏沉脑袋恢复正常；煮熟的西红柿效果更好，在丰富营养的同时，还具有健脑、抗衰老的作用。

保健应用 胡萝卜炒菠菜

原料： 胡萝卜200克，菠菜150克，鸡精、水淀粉、蒜末、葱末适量。

做法：

（1）把胡萝卜切成粗丝；菠菜洗净，切成段。

（2）将菠菜放入沸水中灼烫约半分钟。捞出后用冷水过凉，沥干待用。

（3）热锅放油，下入葱蒜末，爆香；下入胡萝卜，炒至胡萝卜变软；放入菠菜，炒匀；下入适当的盐，少许鸡精，炒匀。

（4）最后倒入水淀粉，炒匀勾薄芡即可。

功效： 菠菜含有丰富的维生素A、维生素C、维生素B_1和维生素B_2，是脑细胞代谢的最佳供给者之一。此外，它还含有大量叶绿素，也具有健脑益智作用。

第4章

吃什么使大脑记忆力好？

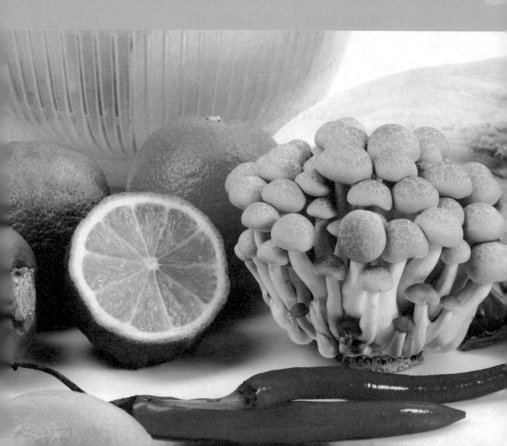

测测你的记忆力

下面这个测试是被很多专业人士应用的一种简单的测试记忆力的方法，如果你有兴趣可以自我测试一下。

（1）你是否记得前天中饭吃了哪些菜？

（　）是　　　　（　）否

（2）你已经忘了前一个星期天干了些什么吗？

（　）是　　　　（　）否

（3）你是否记得起上学期至少两门课的最后成绩？

（　）是　　　　（　）否

（4）你能说出至少 5 个小学同学的名字吗？

（　）是　　　　（　）否

（5）你还记得自己第一天上学的情景吗？

（　）是　　　　（　）否

（6）你是否经常有看到某个熟人却叫不出他的名字的尴尬？

（　）是　　　　（　）否

（7）你记得起上一次过生日时的心情吗？

（　）是　　　　（　）否

（8）你说得出最近看过的一部电影的片名吗？

（　）是　　　　（　）否

（9）在体育课上学习广播体操、武术、太极拳之类动作时，你是否很快就能学会？

（　）是　　　　（　）否

（10）你还记得小学全套广播体操的动作吗？

（　）是　　　　（　）否

（11）打电话时，你通常是否必须查号码本?

　　（　）是　　　　（　）否

（12）你是否能想起最近一封寄给你的信是谁写来的?

　　（　）是　　　　（　）否

（13）你是否说得出现在所在班级里至少一半同学的名字?

　　（　）是　　　　（　）否

（14）记英语单词是否使你感到很困难?

　　（　）是　　　　（　）否

（15）你常常忘记过生日吗?

　　（　）是　　　　（　）否

（16）父母嘱咐你做的事情，你是否时常忘记?

　　（　）是　　　　（　）否

（17）你一般不会有出门忘了带钥匙的事吗?

　　（　）是　　　　（　）否

（18）你与别人初次见面便能记住对方的面孔吗?

　　（　）是　　　　（　）否

（19）你是否有过在测验卷上忘记写名字的经历?

　　（　）是　　　　（　）否

（20）做家庭作业时，你是否发生过漏题的情况?

　　（　）是　　　　（　）否

（21）对自己喜欢的短诗或短句，你是否只要看上一两遍便记住了?

　　（　）是　　　　（　）否

（22）对必须背出的课文，你比其他同学读上更多的遍数才能记住吗?

　　（　）是　　　　（　）否

（23）对一些用字母表示的数学公式，你是否觉得记起来并不难?

　　（　）是　　　　（　）否

（24）看完一部小说后，你是否能完整地把主要情节讲给旁人听？

（　）是　　　　　（　）否

（25）你跟别人去他家一次后，下次你一个人再去肯定能顺利找到位置吗？

（　）是　　　　　（　）否

（26）你是否说得出圆周率小数点后六位数字？

（　）是　　　　　（　）否

（27）别人告诉你他住的路名、门牌和房间号，如果不写下来的话，你会遗忘吗？

（　）是　　　　　（　）否

（28）你现在闭上眼睛能想得起红烧肉的味道吗？

（　）是　　　　　（　）否

（29）考试时，你常常会想不起你本来知道的东西吗？

（　）是　　　　　（　）否

（30）你是否还记得最近一次测验第 1 题的题目？

（　）是　　　　　（　）否

【评定方法】

对于第（2）（6）（11）（14）（15）（16）（19）（20）（22）（27）（29）题，答"是"记 0 分，答"否"记 1 分。其余各题答"是"记 1 分，"否"记 0 分，然后统计总分。

总分 0 ~ 9 分，记忆力较差。

总分 10 ~ 20 分，记忆力一般。

总分 21 ~ 30 分，记忆力优良。

大脑是如何记忆的？

记忆是在大脑中积累、保存和提取个体经验的过程。人的大脑中，有一条延伸于脑的每一个侧脑室下角底的突起，形状像一只海马，是大脑中脑神经细胞集中分布的部位，起着一种暂时储存记忆的功能。记忆就是脑神经细胞之间的相互呼叫作用，其中有些相互呼叫作用所维持的时间是短暂的，有些是持久的，而还有一些则介于两者之间。

当一个脑神经细胞受到刺激发生兴奋时，它的突触就会发生增生或感应阈下降，经常受到刺激而反复兴奋的脑神经细胞，它的突触会比其他较少受到刺激和兴奋的脑细胞具有更强的信号发放和信号接受能力。当两个相互间有突触邻接的神经细胞同时受到刺激而同时发生兴奋时，两个神经细胞的突触就会同时发生增生，以致它们之间邻接的突触的相互作用得到增强。当这种同步刺激反复多次后，两个细胞的邻接突触的相互作用达到一定的强度（达到或超过一定的阈值），则它们之间就会发生兴奋的传播现象，就是当其中任何一个细胞受到刺激发生兴奋时，都会引起另一个细胞发生兴奋，从而形成细胞之间的相互呼应联系，这就是记忆联系。

你有没有过这样的经历：刚说过的话却一点儿也记不起来，或者平时总使用的词语到了嘴边却说不出来，可是那些孩提时代的事情却清清楚楚地刻在脑子里？

简单说来，"记忆"分为两种：短期记忆与长期记忆。人脑内存在多种不同活性的神经细胞，分别负责短期记忆与长期记忆。

（1）活泼细胞负责短期记忆，数量较少，决定人的短期反应能力。这种细胞在受到神经信号刺激时，会短暂地出现感应阈下降的现象，但其突触一般不会发生增生，而且感应阈下降只能维持数秒至数分钟，然后就会回复到正常水平。

比如，能够记住 10 秒、20 秒前发生的事情，这就是短期记忆，它是一种有选择性的记忆。

如果将一整天发生的事情事无巨细都记住，再好使的脑子可能都不行，我们只能将那些重要的、印象深刻的、有意思的事情以一种短期记忆的方式暂且储存起来，然后从中挑选出一些作为长期记忆储存在大脑里。

与短期记忆息息相关的是我们大脑中的一种叫做海马的组织。如果将大脑比喻成一台电脑的话，储存在海马组织中的记忆就像那些一旦切断电源就立刻消失的信息一样，也就是说，这种记忆有随时消失的可能性。

死记硬背式的记忆就属于一种海马记忆，很难深刻地保存在大脑的记忆当中。即使当事者拼命想记住它，但它只能停留在短期记忆的程度，到了考场上头脑中还会是一片空白。要将短期记忆转化成长期记忆，需要付出一定的努力。

（2）惰性细胞负责长期记忆，数量较多，决定人的知识积累能力。这种细胞在受到大量反复的神经信号刺激时，才会发生突触增生，这种突触增生极缓慢，需要很多次反复刺激才能形成显著的改变，但增生状态能维持数月至数十年，不易退化。

比如，你以前会骑自行车，那么即使几十年一直没骑过，也不会忘记，只要实地练习几分钟，就会立刻唤起这种记忆。

以上两种细胞的区分是相对的，脑细胞的活性分布并没有明确的界线，相对而言是连续分布的，例如活泼细胞的活性也不是都一样的，有些活泼细胞的突触变化周期只有几秒钟，而有些则长达几分钟。

一般情况，人们是可以记起三分钟前给自己打电话的人，并且能够毫不费力地说出那个人的名字，

·养脑小贴士·

人之所以上了年纪之后变得容易忘事，是因为缺少亲自参与，结果导致记忆减退。现在有些年轻人经常容易忘事，可能是因为他们整天沉浸在手机之中，处于被动接受信息的状态，亲身参与的记忆大大减少，所以表现得记忆力不佳。因此，能否有效地利用短期记忆与长期记忆，是提高我们记忆力的诀窍。

这是因为我们大脑的短期记忆功能。短期记忆,就是在无意识当中储存不久前发生的事情。要是过上三四天,也许就会想不起打电话人的姓名。因此随着时间的流逝,这种短期记忆也会随之消失。但是,那些特别重要的电话或者老朋友突然打来的电话,即使时间过去了三四天之后,仍然能记得清清楚楚,这就是短期记忆变成了长期记忆的过程。

每个大脑的神经细胞由胞体、树突和轴突构成,在记忆时,树突负责将外部信息刺激传入细胞体,轴突则通过化学反应将细胞体收到的信息传递到周围的神经细胞,信息的传递速度和质量与神经细胞胞体的活性和轴突释放的神经递质密切相关,胞体活性越强,神经递质的产生适量,则信息传递、存储速度越快,质量越高,记忆学习效果也就会越好。反之,记忆、学习效果就会越差。如果长期超负荷用脑,会使大脑神经细胞能量和营养供应不足,从而影响记忆效果。脑能量供应主要来源于血液中的葡萄糖有氧代谢,血液中的氧分子缺乏,有氧代谢供能不足,会使大脑神经元细胞内谷氨酸、乳酸等物质含量增高,引起神经元活性降低,使信息传输功能受损,神经元存活时间也会变短。神经元细胞能量供应不足,会严重影响细胞的正常发育,降低神经递质产生水平。

蛋白质是体内细胞各种膜结构的组成部分,有执行信息传递的功能,在人的识别、神经冲动、记忆等方面起着重要作用,蛋白质中的氨基酸只能被人脑使用3小时,之后便需要更新。

核酸是由氨基酸和葡萄糖组成的,它掌管着遗传。蛋白质是构成脑细胞的重要成分,约占大脑构成比的35%,脑组织在代谢中需要大量蛋白质来更新自己。食物中的蛋白质尤其是优质蛋白含量充足,就可以使大脑皮质处于最好的生理状态,进而发挥更好的智力水平。

蛋白质中的某些氨基酸如甘氨酸、赖氨酸、谷氨酸、色氨酸也有提高脑功能的作用。

谷氨酸能使脑的功能活跃,它是唯一可以在脑内氧化的氨基酸,

记忆力差与遗传基因有关

英国科学家研究发现，一个特殊的基因变体在决定一个人的记忆上面，扮演着关键性的角色。一般来说，具有这种基因变体的人在"回忆昨天发生的事情"这种记忆力测验上表现往往比较差。

这是由大脑内海马出现异常活动，以及脑细胞未能和储存记忆的邻近细胞产生必要的联结而引起的。这个问题似乎和一种维持脑细胞健康的化学物质——脑衍生神经因子（BDNF）有关，上述特殊的基因控制这种化学物质的产生。

但是科学家发现，这种基因的变体不但产生比较少的 BDNF，而且产生的 BDNF 还无法正常地在脑细胞之间移动。人体内有两个 BDNF 基因，分别是从父亲和母亲各遗传一个，遗传来的基因有两种变体。而大约有 1/3 的人遗传到至少一种变体，这种变体和标准的只有非常细微的差别。这种变体降低了 BDNF 的生产，破坏了记忆力。科学家认为，这种基因变体可能在引发阿尔茨海默病和其他神经系统疾病上扮演重要角色。

但同时科学家也以为，这种基因变体也可能具有其他正面的效益，只是尚未被发掘。

如若脑内葡萄糖供给的能量不足时，可以氧化谷氨酸供给热能，谷氨酸还能清除代谢中氨对神经系统的毒害作用，对大脑起到保护性解毒的作用。

色氨酸是人体必需氨基酸之一，对人的脑组织正常功能的维持起着重要作用。大脑细胞的活动，信息的传递，主要表现为神经冲动。当人进行思维活动时，就需要通过高级神经细胞冲动的连续传递来完成，这种传递又是依靠神经的传递素来完成的，而传递素的原质构成成分就是色氨酸。医学研究表明，色氨酸摄入不足，会明显影响大脑活动功能，表现为神经淡漠、抑郁、应急反应能力降低、注意力和记忆力减退。要保证足量的色氨酸摄入，通过食物的调配进食，就完全可以做到了。

蛋白质对大脑的智力活动意义重大，因此食物中应有足够的蛋白质供应。

蛋白质是记忆力好的基础

记忆是人的大脑对经历过的事情的反映，它分为三个环节，即识记、保持、回忆或再认识，记忆对大脑维持有效运转及较高的工作效率有至关重要的作用。我们要在社会上立足，记忆力是一个不可或缺的能力，不管你是学生，还是老师，或是高薪白领，也不管你是做生意的还是公务员，抑或是高层领导，记忆力的好坏起重要作用。《纽约时报》的一次调查显示：所谓失败者，绝大多数人的记忆力都较差；所谓成功者，他们之中 96% 的人记忆力都非常好，其实这与一个人大脑中蛋白质含量的多少有关。

大脑记忆的形成与脑内多巴胺、去甲肾上腺素、5 - 羟色胺等多神经递质有密切关系。多巴胺和去甲肾上腺素对学习和记忆有促进作用，可促使脑的兴奋水平增强，躯体运动能力增强。实验证明，向大脑内注射多巴胺和去甲肾上腺素代用品之后，可改善学习试验 24 小时后的记忆反应。5 - 羟色胺和 γ - 氨基丁酸对学习记性过程有调节作用，由紧张、抑郁引起的记忆力减退，通常与脑内 5 - 羟色胺和 γ - 氨基丁酸的含量不足有关。脑内多巴胺、去甲肾上腺素、5 - 羟色胺及 γ - 氨基丁酸这些神经递质本身就是蛋白质。另外在记忆巩固过程中，大脑海马区需要合成一些新的 RNA - 蛋白质，通过 RNA - 蛋白质微细结构的变化将我们的记忆长期储存下来，

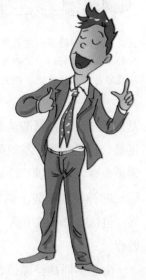

有调查显示，成功者中约 96% 的人记忆力都非常好

·养脑小贴士·

在校学生的学习负担均较重，上午的课多是主课，大量知识需要大脑记忆、理解。如果不吃早餐或早餐马马虎虎，往往等不到吃中午饭，就会饥肠辘辘，从而导致大脑兴奋性降低，反应迟钝，注意力不集中，学习效果自然下降。因此，再忙也要吃好早餐，早餐补充蛋白质可提高记忆力。

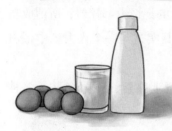

蛋类、牛奶中的蛋白质是所有蛋白质食物中品质最好的，是因为这类蛋白质最容易被人体消化，而且氨基酸齐全，也不易引起痛风发作

一旦某种记忆形成，海马区会迅速地将这些分布的信息组合成一种记忆，因而分布于各个感觉加工区的表征起着索引作用。这样才不会忘记我们记过的东西，因此蛋白质是形成记忆的基础物质。

要想大脑的功能正常并且拥有良好的记忆力，我们就要从平时的饮食中获取充足的蛋白质。食物蛋白质经消化分解为各种氨基酸，用来合成和记忆相关的神经递质。色氨酸是五羟色胺的制造原料，酪氨酸和苯丙氨酸是多巴胺与去甲肾上腺素的制造原料，谷氨酸是 γ-氨基丁酸的制造原料，试验证明，在大脑运作中，所消耗的多种氨基酸当中，以谷氨酸为最多。尤其是大脑记忆过程中，谷氨酸消耗十分迅速。这是因为，谷氨酸这种氨基酸本身就是参与学习记忆的关键神经递质。学习记忆的启动是由细胞内谷氨酸发起的。谷氨酸激活主管学习记忆的神经细胞膜上的谷氨酸受体，引起了一系列与记忆相关的信号传导，包括电信号的增强、钙离子的内流等，最后巩固记忆或形成记忆长期贮存。

由于不同神经递质合成的各种氨基酸的需要量不一样，每种食物中氨基酸的含量也不一样，因此我们要做到平衡膳食，以便为大脑提供氨基酸结构比例平衡的优质蛋白质。

大脑记忆力好，吃好 DHA、磷脂酰胆碱很关键

我们要想记忆力好，长链不饱和脂肪酸二十二碳六烯酸（DHA）和磷脂酰胆碱，无疑是大脑最关键的营养物质。

DHA 是脑组织和视网膜的主要成分之一，具有促进神经细胞发育，改善人的记忆功能的作用，被称为"脑黄金"。

作为一种对人体非常重要的多不饱和脂肪酸，DHA 大量存在于人脑细胞中，是大脑细胞的主要组成成分（DHA 很容易通过大脑屏障进入脑细胞，存在于脑细胞及细胞突起中，人脑细胞脂质中 10% 是DHA），是构成脑磷脂、脑细胞膜的基础物质，对脑细胞的神经传导、突触的生长和发育起着极为重要的作用，是人类大脑发育和智商开发的必需物质。

由于 DHA 具有流动性，因此它能使脑细胞膜保持活性状态，以便有效地执行大脑功能，有利于记忆信息的传递，提高记忆的效率。

DHA 还对神经细胞轴突的延伸和树突的发育有重要作用。就像小树要想长得朝气蓬勃、枝繁叶茂就要供给充足的水分一样，脑内 DHA 供给充足，脑细胞就活跃，脑细胞的轴突、树突的定向传递速度就快，人的记忆、思维能力就好。

高压力下工作的白领、预防记忆衰退的中老年人、学业任务繁重的学生，都应保证供给大脑充足的 DHA，为此每周吃 3 次左右优质的深海冷水鱼是一种不错的选择。

除了 DHA，磷脂酰胆碱也是一种能增强记忆力的物质。磷脂酰胆碱就是我们常说的卵磷脂，因为磷脂酰胆碱最早是在鸡蛋中发现的，是一种磷脂物质，所以又称卵磷脂，是磷脂中最重要的一种。卵磷脂进入人

健脑导航

●DHA的健脑益智作用

DHA 占人脑脂肪的10%，对脑神经传导和突触的生长发育极为有利。实验表明，DHA摄入充分，大脑中的DHA值升高，就能活化大脑神经细胞，改善大脑功能，提高判断能力。毫无疑问，DHA具有十分显著的健脑益智作用，是青少年增进智力、加强记忆、提高学习能力的必要营养品。而科学家研究表明，DHA只存在于鱼类及少数贝类中，其他食物如谷物、大豆、薯类、奶油、植物油、猪油及蔬菜水果中几乎都不含DHA。因此从营养和健脑的角度来说，人们要想获得足够的DHA，最简便有效的途径就是吃鱼。

从总体上看，海水鱼中的DHA含量多于淡水鱼，深海鱼中的DHA 通常要比沿岸和近海的鱼多。营养学家根据现有的研究分析结果推出了选购DHA含量丰富的鱼类参考次序：

（1）淡水鱼。鲥鱼、鲫鱼、黑鱼、鳜鱼、青眼鳟、鳊鱼、青鱼、鲢鱼等，这是按DHA在鱼体不饱和脂肪酸中的相对含量依次排列的。

（2）海水鱼。根据DHA含量在鱼肉中的百分比的大小排列如下：金枪鱼、鲭鱼、秋刀鱼、沙丁鱼、海鳗、虹鳟、鲑鱼、竹荚鱼、鲱鱼、带鱼、旗鱼、鲣鱼。

此外，营养学家认为，烹调方法与DHA的吸收也有一定的关系。据日本专家对沙丁鱼进行的实验测定结果，无论煎、煮、烤、干制还是生吃，沙丁鱼中的DHA含量都不会发生变化，都可以被人体吸收，只是油炸的沙丁鱼DHA的比例降低了。因此，为了更有效地利用鱼体内的DHA，烹调时应尽量少用油炸这种技法，以减少DHA的损失。

体后经过消化吸收，释放出胆碱，而胆碱在胆碱酯酶的作用下合成记忆必需的神经递质——乙酰胆碱。乙酰胆碱又被称为"记忆素"，一方面，它可以补充老化的脑细胞的营养，以减缓其衰老速度。另一方面，它能开发沉睡的、未被利用的脑细胞，加大神经与神经之间信息的携带量，还能使感觉神经，交感神经节数目增加，体积增大，纤维延长，从根本上帮助人们提高记忆力和延缓大脑的衰老。通常随着年龄的增长，一个人的记忆力会减退，其原因与乙酰胆碱含量不足有一定关系。乙酰胆碱是神经系统信息传递时必需的化合物，人脑能直接从血液中摄取磷脂及胆碱，并很快转化为乙酰胆碱。长期补充卵磷脂可以减缓记忆力衰退的进程，预防或推迟老年痴呆的发生。

在自然界中，乙酰胆碱多以胆碱的状态存在于大豆、鱼、肉、蛋等食物中，这些胆碱必须在人体内经生化反应，才能合成具有生理活性的乙酰胆碱。

预防记忆衰退的中老年人、工作压力大的白领、学业任务繁重的学生，应该注意胆碱的补充，从而让你的大脑保持良好的记忆力。

葡萄糖可以提高大脑记忆力

脑细胞的代谢很活跃，血液中的葡萄糖就是大脑的能量来源，是记忆活动的基础。

为了进一步证实葡萄糖和记忆的关系，科研人员做了一个测试：先让参加者听完一个故事，再分为两组，其中一组不提供葡萄糖溶液，另一组提供葡萄糖溶液，接着，看哪一组能完整地复述这个故事。结果发现喝下葡萄糖溶液的那组，记忆力比较好，语言表达能力比较强。然后又把参加者分为两组，其中一组不提供葡萄糖溶液饮用，再进行同样的测试。结果还是一样，没有提供葡萄糖溶液的那组，记忆较差，不能完整地复述刚才听过的那个故事。

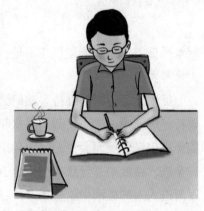

处于考试复习和考试阶段的学生，他的大脑需要大量的能量。而能量来源于脑血管里的血糖，或者是血液里的葡萄糖等营养物质

血糖值的高低也会影响记忆力。正常人空腹时的血糖值为 70~110 毫克 / 分升，进行记忆力测试时，因为脑部会

● 单糖和双糖

单糖就是不能再水解的糖类，是构成各种二糖和多糖的分子的基本单位。双糖由二分子的单糖通过糖苷键形成。日常家用的蔗糖，是由两种单糖组成的：葡萄糖和果糖。

利用大量的葡萄糖，所以，血糖值会下降。

早餐的质量对血糖水平有着显著影响，但也许有些学生会说，自己经常不吃早餐，血糖值也没有很大的变化。这是因为人体若无法从食物中吸收葡萄糖，肝脏里的肝糖原就会被分解为葡萄糖，提供人体所需。但是，如果长期早餐没吃好，营养质量差，就不仅关系到生长发育和健康，还会影响学习行为、学业和发展。因为学习要用脑，而脑细胞代谢和活动的唯一能量来源就是葡萄糖。只有保持正常的血糖水平，才能有效保证大脑的葡萄糖供给。一旦血糖水平低下，大脑能量供应不足，人就会打瞌睡、注意力不集中，甚至头晕等。

虽然，葡萄糖是维持大脑记忆不可缺少的必需营养素，但大脑最需要稳定的葡萄糖供应，却不喜欢起伏不定的血糖。血糖控制不好不但不能促进记忆，反而会使记忆力越来越差。如服用单糖和双糖后，葡萄糖完全进入血液中并导致血糖快速上升，而多糖却需逐渐分解，所以只能逐渐进入人的血液中。血糖升得越高，下降速度就越快。这种反应过程对新陈代谢来说无疑是一种负担：如果血糖升得很高，就要释放出许多胰岛素，胰岛素又立刻将糖运送到细胞内，于是又快速出现糖的重新下降，同时快速造成饥饿感。另一方面，血糖水平低，也会引起情绪不振，人会变得疲乏不堪、记忆力下降。因此，要使血糖水平维持在相当稳定的状态，可从面、全麦制品、水果和蔬菜中获得糖分，它们能将糖适量、持续而又稳定地供给大脑。

矿物质和维生素帮助大脑提高记忆力

要保持记忆力的良好，除了要摄入优质的脂肪、糖和蛋白质外，还需要摄入优质的矿物质和维生素。

矿物质对学习记忆过程也有重要作用，如钙与大脑兴奋性、神经递质的释放、信息传递有很大的关系；机体缺乏铁的话，可让人反应能力差、注意力不集中、学习能力下降等；锌与大脑中蛋白质合成有关，会影响人的记忆过程。因此，在紧张的学习和工作过程中要多吃含优质矿物质的食物，这样可使人保持充沛的精力和良好的记忆力。

维生素是人学习记忆过程的重要帮手，维生素 C 可增强大脑的敏锐性，能维持神经管结构的正常和血液流动的正常。维生素 C 能明显促进大脑的海马神经细胞胞体和突起的生长和存活，可以使细胞内的蛋白质含量明显增加；由于脑蛋白合成与学习记忆有关，脑蛋白合成增加可增强大脑的学习记忆功能，因而维生素 C 可能有助于人的大脑学习、记忆功能的提高。当人体缺乏维生素 B_6 时，大脑的兴奋性会受影响。

维生素 B_{12} 在乙酰胆碱的合成过程中可能发挥着重要的辅助作用，而乙酰胆碱是记忆痕迹形成所必需的神经递质和长期记忆的物质基础。此外，维生素 C 和维生素 B_6 还有助于和记忆相关的多巴胺和去甲肾上腺素的合成。各种维生素 B 族能参与脂肪、糖类和蛋白质的代谢过程，为人的大脑的学习记忆提供能量和物质基础。因此，在紧张的学习和工作期间要补充适量的维生素。

17 种提高记忆力的食物

无论老人、孩子还是中青年人，每个人都想拥有超凡的记忆力，但人们普遍认为，记忆力与先天因素关系较大。其实一些食物也有助于发展人的智力，使人的思维更加敏捷，精力更加集中，而且还能激发人的创造力和想象力。如菠菜、香蕉、瘦肉、牛奶、鱼、动物内脏（心、脑、肝、肾）及豆类、谷类等，这些食物不仅能增加能量，还有助于提高记忆力。

1.菠菜

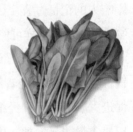

菠菜虽廉价而不起眼，但它属健脑蔬菜。菠菜中含有丰富的维生素 A、维生素 C、维生素 B_1 和维生素 B_2，是脑细胞代谢的"最佳供给者"之一。此外，它还含有大量的叶绿素，同样具有健脑益智的作用。

菠菜

2.谷物

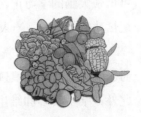

大脑需要不断补充葡萄糖，而谷物中碳水化合物和纤维素有助于控制葡萄糖，使其缓慢地在体内匀速释放。此外，全麦谷物还富含维生素 B族，能补充神经系统的健康营养。

谷物

3.小米

小米含有较多的蛋白质、脂肪、钙、铁、维生素 B 等营养成分，被人们称为"健脑主食"。小米可单独熬粥，也可与大米一起熬粥。煮粥时，清水煮沸后再将小米放入锅中，以强火沸煮；漂起米油时，改为文火慢熬，待到米油增多加厚成脂、米粒开花，粥就熬好了。

4.鲑鱼

鲑鱼是一种富含脂肪酸的鱼类，常吃鲑鱼可以补充大脑发育成长和改善大脑功能所需的 Omega-3 脂肪酸 DHA 和 EPA。近期有研究表明，日常饮食中补充丰富的脂肪酸有利于头脑清晰。

> **·养脑小贴士·**
>
> 大脑是一个非常饥饿的器官，也是第一个从食物中吸收营养的人体器官。如果我们的身体摄入的都是垃圾食品，大脑吸收的肯定都是"垃圾"。本小节列举的这些食物可以帮助我们有效地保护大脑，它们富含身体所需要的各种营养，是人们补脑的首选营养食物。

5.香蕉

脑细胞的热量来源与其他细胞不同，大脑的能量来源只能依赖于葡萄糖，无法从其他营养形式获得能量，而碳水化合物则是糖类最主要的来源。香蕉中不只含有丰富的碳水化合物，还有大量果胶、维生素 B 族。果胶能让葡萄糖释放的速度减慢，避免引起血糖的起伏过大；维生素 B 族能促进糖类被充分转化成能量，协助蛋白质代谢，维持脑细胞的正常功能。如果你想维持大脑的巅峰状态，就请随时补充一根香蕉吧。

6.虾皮

虾皮中含钙量极为丰富，每 100 克虾皮含钙约 2000 毫克。摄取充足的钙不仅可保证大脑处于最佳工作状态，还可防止其他因缺钙引起的疾病。儿童适量吃些虾皮，对加强记忆力和防止软骨病都有好处。

7.菠萝

菠萝含有很多维生素 C 和微量元素锰，而且热量少，常吃有生津、提神的作用。菠萝还是一种能够提高记忆力的水果。为此菠萝常被一些音乐家、歌星和演员所青睐，因为他们要背诵大量的乐谱、歌词和台词。

8.牛奶和酸奶

乳制品富含蛋白质和维生素 B 族，是脑组织必不可少的营养物质。常见的牛奶和酸奶还为大脑提供了优质的蛋白质和碳水化合物。近期研究表明，儿童和青少年要比成年人多摄入 10 倍以上的维生素 D 才能维持神经肌肉系统和人体细胞的整个生命周期。

9.葱、蒜

葱、蒜中含有丰富的蒜氨酸，这种营养物质对大脑的益处比维生素 B 族还要强许多倍。平时膳食中搭配一些葱蒜，可使儿童脑细胞的生长发育更加活跃。

10.贝类

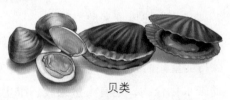

贝类几乎不含碳水化合物及脂肪，可以说是纯蛋白质的食物，可以快速为大脑提供大

贝类

量的酪氨酸，进而大大激发大脑能量、提高情绪以及提高大脑功能。以贝类作开胃菜，能有效地提高脑力，但需要注意的是，贝类比鱼类更容易积聚海洋里的毒素和污染物质，清洗时要格外仔细。

11.豆类

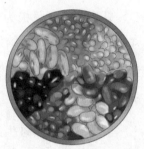

豆类的特别源于其中的蛋白质、复合碳水化合物、纤维素、维生素和矿物质。豆类是一种很好的健脑食品，如果孩子的午餐中有豆类，那他们下午的思维水平将达到高峰。其中大红豆相比其他豆类含有更加丰富的 Omega-3 脂肪酸，大脑发育功能的一个重要元素就是 Omega-3 脂肪酸。

豆类

12.花生酱

落花生和花生酱中含有丰富的维生素E，而维生素E含有能保护神经膜的抗氧化剂及能补充大脑神经能量所需的葡萄糖和硫胺素。

13.燕麦粥

燕麦是一种能为大脑提供优质营养的食物，孩子每日的早餐应该有燕麦食物。燕麦富含纤维素，能保持孩子在学校上课时大脑所需的能量。燕麦也是维生素E的重要来源，并且富含我们身体和大脑所需的维生素B族、钾和锌。

14.核桃

核桃仁含40% ~ 50%的不饱和脂肪酸，构成人脑细胞的物质中约有60%是不饱和脂肪酸。可以说，不饱和脂肪酸是大脑不可缺少的"建筑材料"，儿童常吃核桃仁对大脑健康发育很有好处。

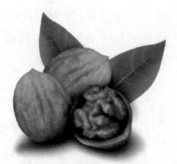

核桃

15.浆果

草莓、樱桃、蓝莓、黑莓……通常情况下，浆果的颜色越艳丽，所含的营养越高。浆果中有高含量的抗氧化剂，尤其是维生素C，这甚至有助于预防肿瘤疾病。研究证明，草莓及蓝莓提取物有助于改善记忆。常吃浆果能使你得到很多营养，浆果的种子中还有一种对大脑发育很好的Omega-3脂肪。

16.瘦牛肉

对于人体来说，铁是一种重要的矿物质，能帮助孩子集中精力学习和保持精力充沛。瘦牛肉是最容易被人体吸收的铁质来源，而牛肉中的锌，也有助于提高儿童的记忆。

17.鸡蛋

众所周知，鸡蛋是蛋白质的重要来源，蛋黄中富含的胆碱有利于提高记忆力。如果儿童每天早餐吃 1～2 个鸡蛋，不仅可以强身健脑，还能使孩子在学习中保持精力旺盛。

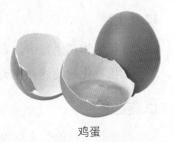

鸡蛋

增强记忆力的食谱

一份利于大脑健康的食谱可以起到增强记忆力、改善情绪、提高大脑反应速度的效果。下面就为大家提供一份"健脑食谱"，大脑最爱吃什么，看看就知道。

保健 应用 凉拌马齿苋

原料：鲜嫩马齿苋500克，精盐、酱油、蒜、香油等各适量。

做法：

（1）将马齿苋去根、去老茎，洗净后下沸水锅中焯透，捞出后用清水多次洗净黏液，然后切段，放入盘中。

（2）将蒜瓣捣成泥，浇在马齿苋菜上，撒上适量精盐，再倒入酱油，淋上香油，吃时拌匀即可。

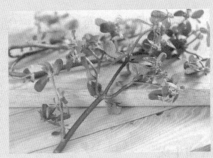

马齿苋

特点：清凉、清脆，清淡爽口，蒜味浓。

功效：马齿苋所含营养丰富，蛋白质、脂肪、钙、磷、铁及胡萝卜素、维生素的含量都很高。在夏日焯水后拌食，清淡爽口，消热解毒，祛暑益凉。马齿苋还有大脑所需要的营养元素DHA，常食可以提高记忆力。

保健应用 枸杞叶炒猪心

原料： 枸杞叶250克，猪心1个，精盐、白糖、酱油、菜油、芡粉少许。

做法：

（1）将猪心洗净，切成片；枸杞叶洗净备用。

（2）取油适量，烧至八成熟时，倒入猪心，略加煸炒后，再倒入枸杞叶，酌加精盐、白糖、酱油，待枸杞叶软后，勾芡，起锅盛盘。佐餐食。

功效： 枸杞叶具有补虚益智效用，它能补益诸不足、益智明目、除烦安神。猪心以心补心，能补养心血、安神定惊。两味同用，对防治神经衰弱和智力减退有较好的效果。适用于中老年人阴津不足、心火偏旺而见失眠多梦、头晕目眩、心悸健忘者食用，也是脑力劳动者和在校学生的保健药膳。

保健应用 双耳炖猪脑

原料： 白木耳、黑木耳各10克，猪脑1具，调料适量。

做法： 将黑木耳、白木耳发开洗净，猪脑洗净同置锅中，加清汤适量，文火炖至烂熟后，加入食盐、味精、料酒、椒粉等调味，再煮一二沸服食。

功效： 补虚健脑。

保健应用 猪脑枸髓汤

原料： 猪脑1具，猪脊髓15克，枸杞子10克，调料适量。

做法： 将猪脑、猪脊髓洗净，放碗中，纳入枸杞子、食盐、味精、料酒、酱油等，上笼蒸熟服食。

功效： 补肾健脑。

保健应用 蜜汁三文鱼

原料： 三文鱼200克，青苹果20克，蜂蜜400克，玉桂棒10克，八角5克，茴香籽3克，香叶3克，花椒2克，盐3克，胡椒3克，橄榄油15克。

做法：

（1）将调味后的三文鱼用橄榄油煎至八成熟。

（2）青苹果切片装饰。

（3）把蜂蜜、玉桂棒、八角、茴香籽、香叶、花椒放入锅中用小火熬出香味，浇在三文鱼身上即可。

特点： 出奇搭配，味道新颖。

功效： 开胃利口，含丰富的蛋白质，可健脑益智。

保健应用 辣白菜炖金枪鱼

原料： 金枪鱼罐头300克，辣白菜400克，土豆1个，豆腐150克，大葱1根，红辣椒1个，青辣椒1个，洋葱1~2个，蒜泥1大匙，辣椒酱1大匙，姜酒1大匙，水4杯，精盐少许。

做法：

（1）辣白菜要抖去佐料，切成4厘米长的段。

（2）土豆切成半月形片（稍厚）。

（3）豆腐切成0.5厘米的厚片。

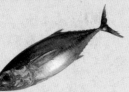

金枪鱼

（4）红辣椒、青辣椒、大葱斜切成片，洋葱切成丝。

（5）用金枪鱼罐头油滑锅，下洋葱、辣白菜、蒜、土豆、辣椒酱煸炒后加水烧煮。

（6）辣白菜熟后放入金枪鱼、红辣椒、青辣椒、大葱、豆腐、姜酒略煮，加盐调好口味。

特点： 味道鲜美。

功效： 营养丰富，健脑明目。

保健应用 奶油卷心菜

原料：卷心菜1棵，西红柿2个，牛奶、盐、味精、花生油、水淀粉各适量。

做法：

（1）将卷心菜择洗干净，取嫩菜心切成块，西红柿切片，用开水分别氽一下捞出，沥干水分备用。

（2）炒锅注油烧热，投入菜心翻炒至熟，盛在盘中，用西红柿围边。

（3）锅内加牛奶、盐、味精及适量水烧开，用水淀粉勾芡，浇在卷心菜上即可。

特点：奶味溢香，西式风味。

功效：开胃，增强食欲，且营养丰富。

保健应用 椒盐沙丁鱼

原料：沙丁鱼、青红尖椒末、盐、味精、糖、料酒、椒盐、淀粉、花生油各适量。

做法：

（1）沙丁鱼处理干净，腌制入味。

（2）沙丁鱼拍粉。

（3）用六七成热油将沙丁鱼炸至金黄色。

（4）炒香配料，再加沙丁鱼炒匀即可。

特点：外焦里嫩，口味鲜香。

功效：沙丁鱼营养价值很高，味美，常食有助于大脑发育，增强记忆力。

保健应用 胡桃鸡丁

原料： 鸡丁200克，胡桃仁70克，桂圆肉40克，料酒、淀粉、酱油、葱、姜、胡椒粉、味精各适量。

做法：

（1）先将鸡肉洗净，切丁，用料酒、淀粉、酱油拌匀。

（2）锅中热油用姜葱爆香后，下鸡丁煸炒变色，而后下胡桃仁及桂圆肉、葱、姜、胡椒等，炒至熟用食盐、味精调服。

特点： 味道鲜美，营养丰富。

功效： 可补肾健脾，养心安神，健脑益智。

保健应用 香辣三文鱼

原料： 三文鱼（切厚片），葱姜蒜末、辣酱、料酒、酱油、盐、味精各适量。

做法：

（1）油烧至8成热，放入葱姜蒜末，辣酱1勺，炒出香味。

（2）倒入三文鱼，炒至变色，加其他调料。

（3）起锅。

三文鱼

特点： 色泽金黄，香脆可口。

功效： 补脑益智。

第5章

吃什么减轻大脑压力？

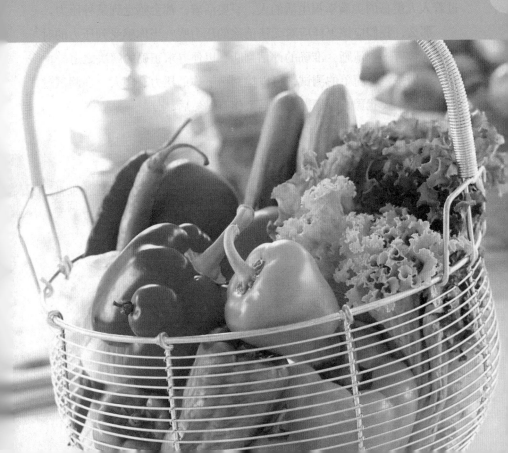

测测你的压力有多大

我们在每天的生活中会面对各种各样的压力，换句话说，只要活着，就不可能没有压力。上班族、自由职业者、家庭主妇、学生、老人，大家都在生活中不同程度地感受到了压力，无一例外。

讲到压力，我们马上会想到工作压力和人际关系中的不愉快等，其实痛和痒、睡眠不足和疲劳、空腹和口渴、热和冷等等，都是压力。

我们的大脑，把身心的不快都认定为"压力"。也就是说，每天工作繁忙的人和有烦恼的人不用说，就算是看来和压力无缘的悠闲的人，过着人人羡慕的美满幸福生活的人，只要活着，都会感觉到某种压力。

那么，我们应该怎样应对无法消除的压力呢？当你感受到压力的时候，应该有一个清晰、准确的评估判断，以便寻求正确的解决之道。

下面是一个简单的测试，可以检测一下你的压力有多大。在测试过程中，请不要犹豫，看懂题意后马上作答，然后计分。

现在，请你对下面的问题做出回答。

压力自我测试表（单位：分）

问题	非常不同意	不同意	中立	同意	非常同意
我很容易感到挫折和愤怒	1	2	3	4	5
我很有幽默感并经常笑容满面	5	4	3	2	1
我无力面对困难并解决问题	1	2	3	4	5
我和家人朋友的关系经常很紧张	1	2	3	4	5
我的健康状况很好	5	4	3	2	1
我有朋友或家人的支持	5	4	3	2	1
我有自己爱好与喜爱的活动	5	4	3	2	1

问题	非常 不同意	不同意	中立	同意	非常 同意
我睡眠充足并很容易得到休息	5	4	3	2	1
我有丰富的精神生活	5	4	3	2	1
我对人生方向感到不知所措	1	2	3	4	5
我对过去的事情及行为感到后悔和有罪恶感	1	2	3	4	5
我善于设定事情的轻重缓急并很会管理时间	5	4	3	2	2
我善于向他人表达我的需求	5	4	3	2	1
我对自己的财务状况感到焦虑	1	2	3	4	5
最近我经历了很多事件,如亲友去世、离婚、分居、失业、法律问题、严重疾病、考试失败、面临毕业、朋友关系变化等	1	2	3	4	5
得分					

回答完问题后,最后将几部分得分相加,得到的分值即为你的最终得分,如果最终得分超过 22 分,说明你的压力非常大,建议向专业的医生寻求帮助。

压力让你专注,也会让你上瘾

现在一些养生理论一直在强调生活要放轻松,太多压力对身体不好……可讽刺的是,我们强调得越多,压力反而越大。其实有压力、感到紧张并不一定就是坏事,毕竟,人体的"战斗或逃跑反应"本身是防护性质的,而非有害。

因为人在经受大的压力考验时,大脑会分泌去甲肾上腺素,使大脑注意力集中,让身体做好处理危险的准备;与此同时大脑还会释放出一种叫作"多巴胺"的物质(神经传递素),使注意力变得敏感和集中,从而抵御外部压力。

一些注意力缺陷多动障碍患者会给人以压力成瘾者的印象，这与神经递质的失调有关。他们必须受到压力才能集中注意力，也是导致他们做事拖拉的因素之一。人们做事拖拉，一直到迫在眉睫之际，压力打开去甲肾上腺素和多巴胺的闸门，人们才会坐下来认真做事，这对于注意力缺陷多动障碍患者来说有时候似乎是自我折磨。当一切都很好时，他们需要挑起事端，在潜意识里找到一种创造危机的方法。

如有些女孩，在经历了一段段波折的情感关系后，她终于找到一位她真正爱慕的小伙子，而且对方对她也体贴入微。然而每当一切顺利平和的时候，她就会故意吵架，从而又给自己带来新的压力。

那么，我们在遇到类似情况时应该怎么办呢？值得推荐的办法，就是要善于运用大脑。在开始制造麻烦之前，就应多回想一下压力成瘾模式，以帮助自己认识自己的倾向，并做到自我控制，采取对策去处理。

压力促进能力补给，也能拖垮大脑

压力本来就是生活的一部分，现代人大多生活在一定的压力之下，失业、升职、调薪、办公室关系等。适当的压力可以刺激机体去甲肾上腺素和肾上腺素的分泌，导致人的心跳加快、血压上升、呼吸短促，脂肪、蛋白质等储备能源迅速分解，引起大脑一连串的"应激反应"。此时整个大脑就像被"叫醒"了一样，平时休养生息的细胞全都动员起来，把"我做不到"的想法转换成"我能够"的机会，进而行动起来，做出"战斗或逃跑"的姿态，并保持"一触即发"的状态，直到压力解除。

虽然短时间的压力能促进能力供给，但持续高压则会使大脑不堪重负，导致皮质醇水平升高，引起烦躁、焦虑、紧张等问题，以及加速大脑老化和降低记忆力。

（1）持续高压会引发大脑化学变化，导致烦躁。

正常大脑细胞都存在一定量的磷酸酶物质，在负责记忆和参与思考的大脑皮质的形成中起着重要作用，但这种酶一旦受到压力诱发，就会攻击大脑海马区负责调解神经突触的分子，使其神经细胞间信息交流变少，进而导致烦躁情绪，失去社交能力，而且记忆力和理解力也会有所下降。

（2）导致大脑萎缩，降低脑容量。

大脑前额叶皮质负责调节情绪和自我控制，长期压力会导致大脑内侧前额叶皮层容量减小，进而伤害记忆和学习能力，甚至还会增加罹患高血压等慢性病以及精神紊乱的风险。

（3）一次压力就能杀死许多脑细胞，使大脑反应更慢。

接受新信息的时候，负责情感和记忆的大脑海马区域会不断产生新的神经细胞。而持续压力不但会阻止该大脑区域产生新的神经细胞，还会影响其连接速度。更重要的是，仅仅一次压力事件就可能破坏大脑海马区新产生的神经元。

（4）压力会触发大脑威胁反应，干扰记忆。

压力激素皮质醇既妨碍大脑海马区正常活动，又增加负责情绪反应的大脑杏仁核区的活动。杏仁核区主要负责处理恐惧和感知威胁，该区域活动的增加，意味着我们处于应对潜在威胁的状态，它既限制接受新信息的能力，又导致情绪反应增强。如果学生因小测验感到惊慌，那么他对惊慌的记忆远比测试内容要多。如有的学生平时学习轻松自如，成绩也挺好，但一到考试特别是关键性考试，心里就会情不自禁地产生紧张情绪，表现得非常焦急，心跳加快，手心出汗，思想混乱，注意力难以集中，有时还会出现大脑一片空白的情景。

由此可知，压力虽然能促进能力补给，但也能拖垮大脑，因此，我们应该适时地给自己缓解压力，千万不要放任压力情绪的发展，以免给我们的健康带来不可忽视的危害，为了缓解压力可以散散步、给朋友打打电话，这样大脑状况会更好。

侵害效应：过重的压力

研究发现，长时间压力负担过重会对人体，特别是大脑健康有害。

首先，当人遇到压力时，大脑会接收到压力的信号并促进分泌肾上腺素。在肾上腺素的作用下，人的血糖和血脂升高，心跳加快，瞳孔扩散，同时下丘脑的分泌物质增多。皮质醇能制造出用于对抗疲劳的能量，强化免疫力。但这些现象都只是瞬时反应。

当人们长时间持续承受压力时，有一种用于对抗压力的物质会被过度分泌，而糖皮质激素过度分泌会破坏脑细胞，使负责记忆和判断的大脑海马区加速老化。于是人的记忆力也会随之降低，严重时可能还会丧失记忆。如一些人平时很用功，但当面对众人发表演讲，或是参加重要的考试时却无法自如发挥，甚至把事先准备好的内容忘得一干二净，这种经历想必谁都有过，这都是因压力导致糖皮质激素过度分泌造成的。

工作强度大，经常加班加点，大脑就容易产生疲劳，进而对工作产生抵触情绪，这时应该停止工作，此时，若强制大脑继续工作，则会加重心理疲劳，造成脑细胞的损伤，或使脑功能恢复发生障碍。

·养脑小贴士·

在工作或生活中，一定要注意自我调节压力，因为不管是生理的、精神的、情感的、还是环境的压力并不一定都是无益的。但如果过多，就会使我们不堪重负。

● 皮质醇

皮质醇具有促进肝内蛋白质分解向糖原转化代谢和抑制免疫功能的作用。它不仅能促进血液中的葡萄糖转化成糖原，还能促进脂肪分解并生成脂肪酸，进而输送到血液里充当能量使用。

那么我们该如何科学用脑呢？

（1）不要在饥饿时和饭后工作

人在饥饿的状态下工作，脑细胞正常活动所需的能量就不能得到满足，大脑的神经细胞会逐渐走向抑制，再加上空腹造成的饥饿刺激会不断地作用于大脑，使注意力、工作效率都会受到影响。一般说来，饭后半个小时左右再工作为好。

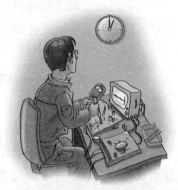

不要在饥饿时或饭后马上就工作

（2）要保持良好的工作情绪

工作时精神过度紧张、忧郁、焦躁，会引起脑细胞能量的过度消耗，并且使注意力无法集中、工作活动被抑制。所以，在工作时，要调节好自己的情绪，以最佳的状态投入到用脑工作的活动中去。

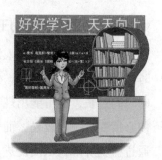

随时保持良好的工作情绪

（3）保证大脑的营养需求

大脑的神经细胞进行工作时，要消耗大量的能量，除需要大量的氧气外，还需要大量的葡萄糖、蛋白质等营养成分，为此可多吃一些坚果，如松子、核桃等，还可多吃鱼、动物肝脏、深色蔬菜等食物。

（4）多活动

我们的脑袋只占体重的 2%，但是却要消耗摄入氧气的 20%，这就是很多长时间坐办公室用脑过度的人，之所以特别容易疲倦的原因所在。要改善这种长期坐姿带来的慢性疲倦，

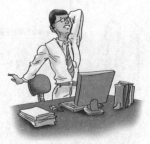

工作一段时间后，要适当休息、运动，合理使用大脑

除了增加身体的摄氧能力，做到每周至少 30 分钟的运动之外，还可以每隔 15 ~ 20 分钟做 15 ~ 30 秒的伸展运动，或者让眼睛离开电脑，全身放松，看着远处，做几个深呼吸。

过大的压力最终起到的"作用"是杀死脑细胞，所以我们在日常生活中，应尽量避免承受过大压力，保持心情愉快。

吃对食物可以缓解大脑压力

每个人都想无压力，轻松地工作和生活，可一旦你的生活遭遇挫折的时候，如何减压就显得非常重要了。想要化解压力，除了心理调节，还有饮食调节。吃好下面这些食物可以在一定程度上帮助你缓解压力，调整心态。

低升糖指数的食物有助于缓解压力

当人们面对一堆令人沮丧的问题时，大脑很难聚精会神地工作，有时还会出现抑郁的现象，使人身陷其中而不能自拔。大脑活动受到压抑的时间过长，就可能出现各种症状。5-羟色胺能有效地抗击抑郁情绪，使心情变得平静放松，而食物中的碳水化合物能帮助色氨酸尽可能多地通过血脑屏障，从而促进5-羟色胺的分泌。因此，适当补充碳水化合物能使人心境平和、感觉舒畅。当你感觉压力特别大时，或者是预期将在一长段时间（12~14小时）内处于高压状态时，最有效、最健康的食物就是富含碳水化合物的食物。

当然为了缓解压力，我们在每日摄取足量碳水化合物的同时，还应注意选择升糖指数较低的食物。因为升糖指数较低的食物中的碳水化合物分解成为葡萄糖分子较慢，可为大脑提供较为稳定的能量供应，而且升糖指

· 养脑小贴士 ·

上班族整天坐在办公室对着电脑，嘴巴总是很想吃东西，若总是吃巧克力、薯片、爆米花等零食，很容易发胖，那么不妨存放一些高纤苏打饼、全麦面包和全麦吐司等低升糖指数的碳水化合物食物，不但可以提振精神，而且也合乎健康原则。

数较低的食物还容易使人产生饱腹感，如脱脂牛奶、苹果、提子、胡萝卜、花生、大豆、扁豆、菜豆等都属于低升糖指数且富含碳水化合物的食物。

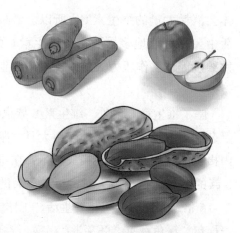

但我们不要简单地认为低升糖指数的食物对血糖的影响小，就可以随便吃而不控制量。所以控制血糖的第一守则，就是因自身的需要，摄取适量的碳水化合物。另外，不同食物，

胡萝卜、花生、苹果都属于低升糖指数的食物，都可以用来适当缓解压力

虽然同一分量，但对血糖的影响是不同的，例如十粒提子含的碳水化合物，等于一个苹果，或一瓣西瓜，但身体对提子及苹果的糖分吸收较慢，对西瓜中的糖分的吸收则较快，所以虽然同等分量，但吃低升糖指数的提子或一个苹果，好过吃高升糖指数的西瓜。

维生素C和维生素B族是最好的减压剂

随着生活、工作的节奏越来越快，人们面临更多的压力，经常性的精神紧张会导致身体副交感神经处于兴奋状态，使大脑和神经系统无法镇

● 肾上腺髓质

肾上腺髓质是与交感神经系统相关的神经内分泌组织。肾上腺髓质分泌肾上腺素，它最重要的作用，是当中枢神经系统发出紧急情况的信号时，通过交感神经为机体创造逃走或准备斗争的体内条件。

静下来，反射性地出现肾上腺髓质和皮质激素分泌增多的现象。肾上腺髓质所分泌的肾上腺素和去甲肾上腺素是由酪氨酸转化而来，在此过程中需要维生素 C 的参与。虽然大脑分泌的 5－羟色胺能放松心理上的紧张状态，使不良情绪得到缓解，而 5－羟色胺被转化出来的过程同样需要维生素 C 的参与。由此可知，当大脑承受强大压力时，身

体会消耗大量的维生素 C，所以，要减少压力对身体的损害，日常生活中要尽可能地多摄取富含维生素 C 的食物。如花菜、芝麻、菠菜、猕猴桃等，工作压力大的人，服用维生素 C 片剂，会获得意想不到的效果。

除了维生素 C 以外，维生素 B 族也是一种很好的减压剂，从事紧张复杂脑力劳动的人，精神压力大且大脑消耗能量极大，这就需要将体内摄入的碳水化合物转换成热量，在这个能量转化过程中需要维生素 B 族的参与。在压力大时，每人每天的维生素 B 族需要量，是平常的 2 ~ 5 倍，因此，要想排解生活、工作中的各种压力。要多吃糙米、全麦面包、深色蔬菜、胚芽米、菠菜、番茄、低脂牛奶、豆浆、蛋类等富含维生素 B 族的食物。

矿物质，有助于稳定情绪

如果你有焦躁不安、睡眠困难的苦恼，要及时补充钙、镁、硒等矿物质。这些矿物质有助于平稳情绪，提升身体对抗压力的能力。

钙具有抚慰情绪、镇定和松弛神经的效果，是一种天然的神经稳定剂。对于遇到压力就容易焦躁不安的人，可以多吃牛奶、酸奶、蛋黄、虾皮等含钙高的食物。

与钙有类似功能的镁如果不足，会引起神经过敏。镁被被誉为"抗压力营养素"，对大脑有镇静作用，可以抑制由精神压力带来的血压升高，减少压力激素的过度分泌，使你保持相对放松的状态。缺镁还会出现偏头痛，容易疲乏等症状。一说到镁，人们通常会想到香蕉。其实，它只不过是水果中的含镁冠军而已。几乎所有的深绿色叶菜都是镁的最好食物来源，含量能够达到甚至超过香蕉中的含镁水平。理由很简单：每一个叶绿素分子当中都含有一个镁离子，所以蔬菜颜色越绿，含镁越多。如一碗菠菜就能提供成人每日镁摄入量的 40%，日常生活中富含镁的食物还有花生、杏仁、豆类、海鲜等。

对抗压力，除在常规饮食中注意钙、镁的摄入量外，还应适当食用一些富含硒的食物。能够每天补充足够硒的人，情绪往往比较稳定。含硒丰富的食物首推芝麻、麦芽和巴西坚果，其次是酵母、蛋类、啤酒，海产类如金枪鱼、箭鱼和牡蛎等，再次是动物的肝、肾等肉类，而水果和大多数蔬菜含硒都不多，不过蘑菇、大蒜中的硒含量却相当多。

水分充足，可缓解脑细胞的压力

我们对身体外面的水了解得很多很多，但对身体内的水却知之甚少。如果我们了解了水在身体内的具体运行情况，就会惊讶地发现许许多多疾病的病因仅仅是：身体缺水。

身体脱水时会出现许多生理变化，这种变化与面临压力时的生理变化很相似。脱水也是一种压力，压力一旦出现，身体就得调动自身储备的基本物质，比如，蛋白质、淀粉（肝糖）和脂肪。这时一部分细胞不得不放弃常规需求，另一部分细胞会根据一定的配比得到水分，为了补偿失去的水分，这一过程会"吸干"储存在体内的水。于是，身体出现脱水而造成压力，压力反过来会加重脱水症状。

得了脱水症，大脑生成的能量就会减少。大脑许多功能有赖于能量，能量少了，大脑的效率就会下降。我们发现了这种不足，称之为抑郁。脱水引起的抑郁状态可以导致慢性疲劳综合征。

人体在缺水时，就会向大脑发出指令，形成"渴"的状态，提醒人及时补充水分，维持身体的正常运作。但在压力很大的情况下工作时，人们往往顾不上喝水，而受脱水影响最严重的部位无疑是大脑，进而会导致注意力不集中、烦躁，发热。因此，人在压力很大的情况下工作时，千万不要忘记补水，此时一杯水就是最好的提神药，几分钟之内就能让你感到思维顺畅，而食物则无法办到。

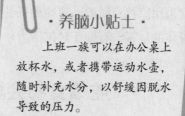

· 养脑小贴士 ·

上班一族可以在办公桌上放杯水，或者携带运动水壶，随时补充水分，以舒缓因脱水导致的压力。

高纤维，少盐、低脂，一身轻松抗压力

长期的压力和疲劳常会导致交感神经活跃，胃肠功能紊乱，进而出现便秘的症状。便秘不利于人体排出因压力产生的如甲烷、酚、氨等有害物质，这些物质会有一部分扩散进入中枢神经系统，干扰大脑功能，突出表现是记忆力下降，注意力分散，思维迟钝等。食物中的膳食纤维能促进胃肠蠕动，帮助排便，减少胃肠疾病。补充膳食纤维最简单的方法就是多吃蔬菜、水果，多吃粗粮。蔬菜、水果中的膳食纤维以可溶性膳食纤维为主，如苹果，就含有丰富的果胶。粗粮的膳食纤维中有很多粗纤维，如荞面、玉米面、豆面等。还可以用全麦面包代替精制白面包，以五谷杂粮代替白米，这些都是增加膳食纤维的好办法。

压力大时人处于紧张状态，得不到放松，造成血管收缩异常，血压比正常人高，胃肠处于应激状态，免疫功能降低。而高盐饮食则容易增加肾脏负担，也会导致血压升高、胃炎、免疫功能低下而导致上呼吸道感染。盐还会刺激大脑中多巴胺的分泌，进而影响大脑中"愉悦中心"的神经传递，使你想吃更多的含盐食物，简直欲罢不能。因此当大脑在压力较大的状态下工作时，要多进食低盐食物。

压力大不仅会造成体内交感神经不正常，还会导致白细胞产生过度的自由基，从而对大脑造成损害，所以要适当消解压力。但高脂饮食，尤其是动物脂肪，在代谢氧化过程中，可产生大量有毒性的自由基。因此当大脑在压力较大的状态下工作时，要多进食低脂食物。在烹调方法上宜采用凉拌、微波、清炖的低油烹调法，可减少因烹调产生的自由基对身体的危害，有助于对抗压力。

吃错食物会增加大脑压力

选择合理的食物可以帮助大脑积极应对压力，但选错食物不但不能帮大脑减压，反倒容易增加大脑的压力。

高盐饮食——不利于大脑在压力下工作

很多人为了满足口味的需要，往往喜欢高盐的食物。其实人体对食盐的生理需要极低，儿童每天 4 克以下，成年人每天 7 克以下。习惯吃过咸食物的人，不仅会引起高血压、动脉硬化等症，还会损伤动脉血管，影响脑组织的血液供应，使脑细胞长期处于缺血缺氧状态而出现智力迟钝，记忆力下降，甚至大脑过早老化，不利于大脑在压力下工作。

刺激性食物——会使情绪更加不稳

有些人为了缓解压力，往往喜欢进食一些如辣椒、酒、咖喱、浓茶、咖啡等对大脑中枢有兴奋作用的刺激性食物。这些食物短期内可以提高神经兴奋性，使人觉得情绪饱满、精力充沛，但长期过度食用容易导致精神忧郁、烦躁、胡思乱想、注意力不集中，反而增加压力。

> **· 养脑小贴士 ·**
>
> 当大脑在压力状态下工作时，你身边最好准备一些核桃、全麦面包、苹果、香蕉等健康的零食。如果偏好巧克力，最好选择可可含量在 72% 以上的黑巧克力，它们能够让你避免摄入"垃圾食品"而增加压力，但不要吃太多，小小的两三块即可。

"垃圾食品"——带来压力的罪魁祸首

从生理上说，你在应对压力的时候，很容易想到汉堡包、冰激凌、薯条、炸鸡、奶油制品、罐头、甜点等食物，这些很有诱惑力的食物的共同特点是高热量、低营养、低矿物质、低纤维、低维生素，因此被人们称为"垃圾食品"。这些美味的"垃圾食品"短期内可以缓解压力，但长期摄入会导致自由基增加，后者又会加重抑郁和焦虑情绪，反而不利于大脑在压力下工作。

减轻大脑压力的食谱

随着都市生活的快速发展，人们常常要面临种种压力。为了更好地生活和工作，不仅要保证营养，还要有针对性地多吃些可以缓解紧张情绪和心理压力的食物。如牛奶可以安定情绪，香蕉可以缓解紧张的情绪、稳定心态，番茄和柑橘可以平衡心理压力。

下面就介绍一些可以减轻大脑压力的食谱：

保健应用 黑木耳番茄豆腐羹

原料：黑木耳10克，番茄1个，豆腐1盒，鸡精、盐、大豆色拉油少许。

做法：

（1）黑木耳用温水浸泡约15分钟，然后用清水冲洗干净，撕成小朵。

（2）番茄用清水冲洗干净，去除蒂，切八块。

（3）豆腐从盒中取出，用刀划成小块。

（4）锅内倒入大豆色拉油，开大火待油温至六成热时，将番茄放入，煸炒片刻，再将黑木耳和豆腐放入，加入一碗水，加入鸡精和盐调味，加盖焖煮5分钟左右即可。

特点：鲜嫩可口。

功效：黑木耳含有核酸及其所含脂类成分中的卵磷脂，具有益智健脑、滋养强身、滋阴补血、养胃通便、清肺益气、镇静止痛、延缓衰老的功效。豆腐营养丰富，含有铁、钙、磷、镁等人体必需的多种微量元素，还含有糖类、植物油和丰富的优质蛋白，素有"植物肉"之美称。豆腐的消化吸收率达95%以上。番茄富含维生素C，可以达到平衡心理压力的效果。

保健应用　牛奶花生汤

原料：牛奶1500毫升，花生米100克，枸杞子20克，银耳30克，冰糖适量。

做法：

（1）将枸杞子、银耳、花生米洗净放在盘子里。

（2）锅置火上，放入牛奶，加入银耳、枸杞子、花生米、冰糖，花生米煮烂熟时即可。

特点：花生米酥烂，汤奶味浓厚香美，略有淡淡的甜味，可喝汤吃银耳、枸杞、花生米。

功效：花生富含卵磷脂和脑磷脂，它们是神经系统所需要的重要物质；牛奶中含有丰富的钙，钙是天然的神经系统稳定剂。二者结合，有安定情绪的效果。

保健应用　木瓜香蕉奶

原料：木瓜半个，香蕉1支，牛奶150毫升。

做法：

（1）香蕉去皮，木瓜去皮和籽后切块。

（2）将所有原料放入榨汁机搅拌。

特点：香甜润口。

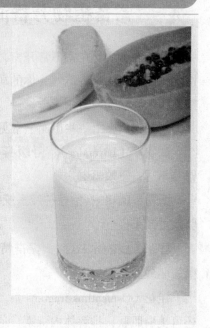

功效：香蕉中富含的钾能保持人体电解质平衡及酸碱代谢平衡，使人神经肌肉兴奋性维持常态，协调心肌收缩与舒张功能，使血压处于正常状态；木瓜中的木瓜蛋白酶除了可分解蛋白质以外，还可促进香蕉、牛奶中钙质的消化和吸收。

保健应用 灵芝仔鸡

原料: 灵芝10克,仔鸡1只,蘑菇30克,虾仁3克,清汤、各种佐料适量。

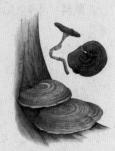

做法:

(1)鸡宰杀后,除去毛、爪、内脏,洗净,入沸水锅内略焯,剁成方形小块,分别装在7个碗内。

(2)灵芝洗净切片,虾仁用温水洗净,浸泡10分钟,均分放在鸡上面,加清汤、生姜、葱、食盐、绍酒,上笼蒸熟烂,出笼,拣去葱和姜,放入味精。

灵芝

功效: 此菜对于缓解精神压力,补心肺,美容养颜有着独特的功效。适用于体虚、面黄瘦弱、神经衰弱、患有失眠等症的人。

常备植物芳香油,舒缓大脑压力

很多宅男宅女在家不常开窗,居室中容易出现气闷、空气不清新的情况。何不来一点香熏?为你的居室增添几抹色彩、几缕飘香,也让脑细胞在芳香氛围中活化。

下面我们介绍一些市面上常见的植物精油的功效:

薰衣草(Lavender):舒缓身心,镇静催眠,改善头痛、发热、感冒等不适,驱蚊驱虫。

罗勒(Basil):治疗神经系统疾病,治疗湿疹、皮炎、鼻炎等不适,驱蚊虫效果极佳。

香茅(Lemongrass):振奋精神,提振情绪,缓解抑郁、疲劳,杀菌、驱蚊虫。

桂花(Osmanthus fragrans):散寒祛风湿,对牙痛、咳喘多有疗效,还可美白肌肤,排解体内毒素,通便。

佛手柑（Bergamot）：消除神经紧张，刺激饮食，避免呼吸道感染、皮肤炎，抗菌。

肉桂（Cinnamon）：抗痉挛，促消化，缓解疼痛。

柠檬（Lemon）：清热消暑，振奋精神，缓解疲劳，驱蚊虫。

檀香（Sandalwood）：通气解闷，治疗喉炎，调理身体功能，促进心情开朗。

迷迭香（Rosemary）：促进血液循环，改善肌肉酸痛，提升记忆力及注意力，减肥。

洋甘菊（Chamomile）：安抚、镇定，减轻压力和焦虑引起的烦躁、敏感与神经质，平抚情绪、松弛精神紧张。

橙花（Neroli）：提供安抚、镇定、催眠，使人精神愉快，减轻头痛、眩晕、失眠、焦虑、沮丧等不适。

紫罗兰（Violet）：降低血压，改善循环系统，安定神经，缓解疲劳，镇定精神，改善头痛、感冒、焦虑。

兰花（Orchid）：抑制神经过度兴奋、改善呼吸、消除紧张、治疗哮喘、美容、提神振奋、提升工作活力、增加情趣。

玫瑰（Rose）：激发情趣，调节内分泌，滋润、紧实肌肤，减压催眠。

百合（Lily）：调节、放松情绪，解除压力及沮丧情绪，调节神经紧张、平衡身心情绪。

茉莉（Jasmine）：改善胃肠疼痛不适，活化呼吸系统，镇静、壮胆、提气。

芬多精（Pythoncidere）：芳香怡人，活化细胞抗衰老，消除精神压力，振奋精神，促进新陈代谢，缓解压力，使您清新舒畅。

丝柏（Cypress）：平衡油性肌肤，控制水分过度流失，舒缓愤怒情绪，净化心灵，消除郁闷情绪，提神。

要达到居室生香的效果很简单，只需要一盏香熏炉、香座或烛台而已。增加居室香味的方式一般有三种：香＋香座；花蜡＋烛台；精油＋蜡烛＋香熏炉。

香＋香座的操作十分简便，功效也更快。就是买些香回家，点燃，插上香座，满屋顿时会弥漫淡淡的香味。此外，香座和香在价格上都比香熏炉和精油便宜，成本较低。不过这种方式以清洁空气为主，不能起到调节环境和情绪的作用。

摇曳的烛光、沁人的香味，几只烛台和花蜡就可以为居室增添很多浪漫气息。不过很多蜡烛的香味并非从植物中提取出来的，而是使用了香料，对身体无益，因此，消费者应该注意仔细甄别。

相对来说，香熏增香方式稍显复杂，怎么使用香熏炉呢？

将两滴精油滴入容器中，加水至容器的2/3处，然后将小蜡烛点燃，蜡烛的热力会促使精油挥发，一般点燃两三个小时后，空气中就会弥漫精油的香味。如果每次使用的时间都很长，还需往香熏炉里添水，不然水干后，蜡烛会把香炉熏黑，那满屋里飘着的可就是煳味了。在使用精油时，可依据自己对某种花香的喜爱来选择，最好能同时兼顾所处的环境。

香熏虽好，却不可随便用。在居室中用香熏，各种香熏的用途与放置位置有所不同，具体原则如下：

卧室里可以选择薰衣草、檀香等精油。因为这类精油具有安定情绪、抗沮丧、降血压、治失眠等作用。

客厅可使用白玫瑰、茉莉等精油，舒适大气。因为这两种精油香味适度，大多数人都能适应它们的香味，且白玫瑰和茉莉精油本身具有美容、舒缓紧张的作用。

餐厅或者餐桌可以考虑放置一些水果味的精油，甜甜的水果香可以促进食欲。

卫生间特别适合放柠檬草精油、薄荷精油。柠檬草精油能够杀菌、振奋精神，薄荷精油可以消除疲劳，这两种精油还能清新空气和驱蚊，尤其是在夏季的时候。书房和办公室，则以迷迭香、茶树精油为主。因为这些精油散发的味道可以提神醒脑，有利于你保持良好的工作状态。

第6章

吃什么缓解大脑疲劳？

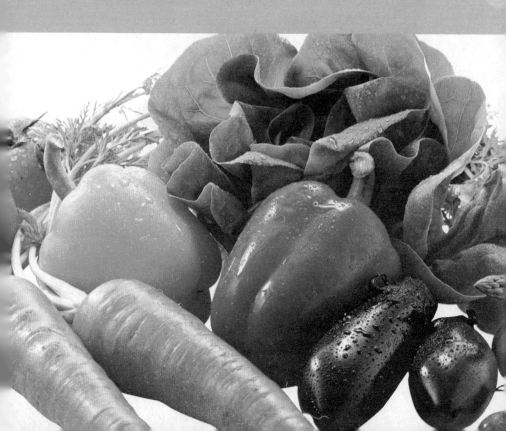

你的大脑疲劳吗？

脑力工作者因长时间用脑，容易引起脑的血液和氧气的供应不足而使大脑出现疲劳感，这种疲劳为脑疲劳，常表现为烦躁、食欲不振、头晕脑胀、记忆力以及学习或工作效率下降等。这是大脑疲劳的早期信号。如果出现了轻微的脑疲劳现象，不必过分紧张，应放松身心，经过一夜安睡，第二天疲劳就会消除。如果大脑一直处在疲劳状态下，长期如此，晚上又得不到足够时间的睡眠，就会变成慢性疲劳，引起神经衰弱，引发疾病。

对照下面的 14 种现象，你可以测试一下自己是否存在脑疲劳。

（1）口苦、无味、食欲差。

（2）头晕、目眩、烦躁、易怒。

（3）眼睛疲劳、眼冒金星。

（4）入睡困难、易醒多梦。

（5）打盹不止、四肢像抽筋一般。

（6）早晨醒来懒得起床。

（7）时常呆想发愣。

（8）说话、写文章时常出错。

（9）下肢沉重、走路抬不起脚。

（10）不想参加社交活动。

（11）懒得讲话、自觉有气无力。

（12）记忆力下降。

（13）提不起精神。

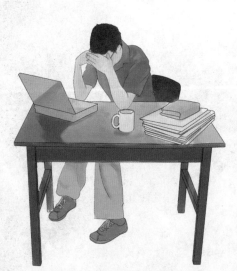

有规律的作息可以有效防止大脑疲劳

（14）吸烟、饮酒的嗜好有增无减。

如有上述 2 ~ 4 项情况，说明你有轻微脑疲劳，需要立即进行定期的头部减压护理保养和休息；有 5 项以上属中度脑疲劳，需要紧急进行定期的减压护理保养和加强休息；如有 10 项以上就应当马上去医院检查。

你的大脑为什么疲劳？

大脑皮层如果到了疲劳状态，就是一个人的"心"累了，就会导致大脑"瞎指挥"，从而干扰身体的协调性，人就会感到包括疲劳在内的一系列不适。

大脑的超负荷活动是引起脑疲劳的主要原因，大脑像"陀螺"一样旋转不停，这是许多人对自己生活和工作的形容。生活的快节奏，职场的激烈竞争，使人们与疲劳和压力持续相伴，许多人经常会感到头痛、睡眠不佳、关节不适、记忆力下降、注意力不集中，甚至情绪低落，对工作和生活失去兴趣。这就是"脑疲劳综合征"的表现，这不仅会影响大脑的正常运转，降低学习、工作效率，还会进一步抑制大脑潜能的发挥。脑疲劳综合征如果长期不消除，还易引发许多身心疾病，如支气管炎、哮喘、非特异性结肠炎、消化性溃疡、心脏病、失眠、性功能障碍等等。它也是导致很多年轻人猝死、突发心脑血管疾病等现象的重要原因。

脑疲劳严重危害着现代人的健康，那么究竟是什么原因让现代人经常产生疲劳呢？

（1）大脑偏酸性时，容易引起脑疲劳。大脑在进行高强度运转时，大脑脑细胞的代谢速度也随之增加，并且在快速的代谢过程中还会产生大量的代谢产物，而这些代谢物呈酸性，酸性物质容易让人疲劳，注意力不集中。

（2）能量耗竭，引起脑疲劳。高强度的脑力劳动会大量消耗葡萄糖。此时若脑部葡萄糖供养不足，脑神经细胞的活性就会减低，大脑就会出现疲劳状态。

（3）自由基增多引起脑疲劳。大脑在进行持续高速运转时，脑细胞代谢会产生大量的自由基，如果不能及时排出就会淤积在脑部，影响脑细胞正常功能的发挥，最终导致脑疲劳的产生。

（4）大脑抑制性物质的活性增加，引起脑疲劳。大脑的神经递质包括5－羟色胺、γ－氨基丁酸等抑制性递质和多巴胺、谷氨酸、天冬氨酸等兴奋性递质。抑制性递质当然对大脑功能产生抑制作用，兴奋性递质当然对大脑活动产生兴奋作用。大脑在进行持续较久或强度过高的脑力劳动时，兴奋性递质的活性就会下降，而抑制性递质的活性却会增加，此时大脑就会出现疲劳状态。研究表明在中枢神经产生疲劳时，大鼠中脑的多巴胺合成会变弱，若保持多巴胺的合成代谢，则会推迟疲劳的产生。另外，服用安非他明来增加多巴胺能活性后，脑内多巴胺代谢水平增加，耐力性运动成绩提高。还有研究发现脑中多巴胺能活性增加，可抑制5-羟色胺的合成与代谢，而当大脑5-羟色胺与多巴胺的比率升高，会引发运动性疲劳。大脑出现疲劳时，各脑区中谷氨酸与γ-氨基丁酸的代谢平衡发生改变，原有安静时的平衡被破坏，各脑区中γ-氨基丁酸含量升高的幅度大于谷氨酸升高的幅度，使脑中以γ-氨基丁酸抑制效应占优势。

这些食物可以缓解大脑疲劳

疲劳正在成为疾病侵袭我们的身心健康。除了调整心理，适时就医，我们不妨把饮食作为防治疲劳的手段，而且它确实是一种有效的方法。

补糖是缓解脑疲劳的关键

有人在困倦时常常会通过吃颗糖或其他甜食来恢复精力，这是因为大脑工作时需要消耗大量的能量。研究表明，大脑工作时，单位重量脑组织消耗的能量，是大脑处于安静状态时肌肉组织消耗能量的 15 ~ 20 倍。可见大脑对于能量的需求量是惊人的，而要想消除大脑工作之后的疲劳，就必须为其提供足够的糖能量。因为只有糖才能够顺利透过人类大脑血脑屏障进入脑组织被脑细胞利用，大脑每小时消耗葡萄糖高达 400 ~ 500 毫克。

大脑连续工作 1 小时以上，血糖浓度就会大大降低，此时就会出现反应迟钝，思维紊乱的状况，随着大脑持续工作时间的延长，这时会出现头昏眼花、头痛、工作效率极低等问题，久而久之，会因为脑糖原以及氧气供应不足而导致神经衰弱并且造成不可挽回的脑损伤。尤其对于那些长期不能及时补充糖分而仍然得从事高强度劳作的人，等同于无形之中造就了大面积大脑受损。

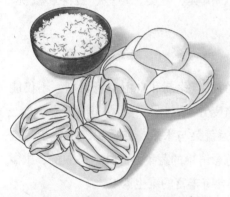

通过增加主食摄入等方法给大脑补糖，
对"吃掉"大脑疲劳起重要作用

因此，通过合理补糖可以保证大脑的能量供应。以前由于长期的物质短缺，中国人没有将糖作为主食的习惯。而大脑对于糖的需求，迫使中国人本能自发地去寻找含糖量大同时又可以作为主食的农作物，就是大米和面食，这是因为馒头、米饭等这类主食中含有大量的淀粉，是大脑优质能量的来源。

除了主食，水果也被列为"严加看管"的对象。这是因为，水果里含有较多的果糖和葡萄糖，能被机体迅速吸收。我们在学习和工作中要随时补充糖，而且最好补充含低聚糖的饮料或能量食品。低聚糖不同于普通的糖，它由 3 ~ 10 个简单糖分子组成，在体内逐渐分解释放出葡萄糖，可以为大脑源源不断地提供能量，使大脑自始至终都充满活力。

富含酪氨酸和天冬氨酸的食品

多巴胺对保持全脑的兴奋性和惊觉状态起着重要作用，提高多巴胺的肾上腺素水平，有助于消除疲劳。大脑内的多巴胺是由酪氨酸经过两步反应所形成的。一旦酪氨酸摄入量不足，大脑合成的多巴胺就会减少。为此可以多吃一些蚕豆、黄豆、葵花籽、糙米、花生、火鸡、奶酪等富含酪氨酸的食物，有助于大脑合成多巴胺。

除了多巴胺，天冬氨酸也是一种兴奋性神经递质，提高它的活性可促进脑部血液循环，缓解紧张，消除疲劳，恢复精力。富含天冬氨酸的食品有蛇肉、甲鱼、乌龟、黄鳝、肉类、豆类、芦笋、豆芽、核桃、桂圆、芝麻、花生、梨、桃子等。

富含维生素C、维生素E的食品

维生素 C 和维生素 E 是重要的抗氧化剂和自由基清除剂，不仅能延缓机体的衰老，而且能缓解大脑疲劳。

富含维生素 C 的食物，主要为蔬菜与水果，如草莓、覆盆子等红色水果，白菜、西红柿、青椒等色彩鲜艳的蔬菜，此外，猕猴桃、柑橘类水果（橙、柠檬、柚子等）也都含有丰富的维生素 C。

要想获得天然维生素 E，可以在油料种子、坚果、玉米、大豆油、花生油等食物中摄取。在肉类、蛋类、牛奶中也存在维生素 E。另外，几乎所有绿叶蔬菜及黄绿色蔬菜中均含有丰富的维生素 E。

碱性食物也有利于缓解脑疲劳

人体血液的 pH 值在 7.35 ~ 7.45 之间为碱性体质，如果低于这个范围，就为酸性体质，会表现出易疲劳、易怒、嗜睡、皮肤晦暗等症。如果生活工作再加压，而进食的碱性食物又少时，则会使疲劳加重。总之，只有酸碱平衡，营养平衡，才能缓解脑疲劳。

一般来说，菠菜、番茄、海带、萝卜、甘蓝菜、洋葱、香蕉、葡萄、梨子、苹果、橘子、草莓等蔬菜和水果中都含有较多的碱性物质，在脑力劳动强度过大时进食这些含碱性物质较多的食物，能中和体内的乳酸，降低血液中的酸度，从而使人体的体液达到酸碱平衡，就能增强大脑的耐力，达到抗疲劳的目的。

· 养脑小贴士 ·

餐后不宜立即吃水果，因食物进入胃里要持续长达 1～2 小时的消化过程，才被慢慢排入小肠。若餐后立即吃水果，食物会被阻滞在胃中，长期如此可导致消化功能紊乱，也会影响大脑功能。

这里特别向大家推荐花椰菜。深绿色的花椰菜是一种很适合现代人食用的蔬菜，对消除身心疲劳特别有益。它能促进胆汁分泌、促进肝脏功能的发挥，又含有丰富的维生素 C 和钙质。花椰菜可以单食，也可以和海鲜、肉类一起炒食。如果平日就是精力充沛、满面红光的人，可以用花椰菜炒鱼贝类食物，调味时少放些盐，并酌量加些醋或柠檬汁。如果平时就是体力不佳的人，可以将花椰菜和肉类、内脏一起炒食。比如"花椰菜炒鸡肝"这道菜就特别适合体力不济又虚弱的人食用。

· 养脑小贴士 ·

咖啡虽好，也不是百无禁忌、人人皆可随意饮用。有五类人应当少喝甚至不喝咖啡：①怀孕头三个月的孕妇；②哺乳期的妇女；③胃溃疡患者；④喝咖啡后反应大的人；⑤严重肝病患者。咖啡尽量少喝不代表不能饮用，要根据自己的实际情况正确选择饮用咖啡的时机和量，就能享受咖啡带来的健康益处。

含有咖啡因的饮料有利于缓解脑疲劳

人们往往在结束闲适的假日生活后，重新投入快节奏工作时，会觉得一下子很难调整。这种时候，人们往往会想到咖啡，它能抵御疲劳，提神，激发创造力。

茶、咖啡都含有咖啡因，咖啡因是一种中枢神经兴奋剂，能刺激心脏，增加呼吸的频繁和深度，促使肾上腺素的分泌，故茶和咖啡都有一定的抗疲劳作用，因此，可以适量饮用。

健脑导航

● 太累了喝点酸梅汤

当你熬夜工作或觉得精神疲惫时，喝杯酸梅汤可以起到很好的提神作用，让肌肉和血管组织恢复活力。另外，酸梅汤中的酸性物质还可以促进唾液腺与胃液腺的分泌，不仅生津止渴，出外游玩时也能避免晕车，也能在喝酒过多后，起到醒酒的作用。

从营养成分上来说，酸梅中的有机酸如柠檬酸、苹果酸等，含量非常丰富。其中，有一种特殊的枸橼酸，它能有效地抑制乳酸，并驱除使血管老化的有害物质，身体内乳酸含量过高，是人疲劳的重要原因。

酸梅中含有多种维生素，尤其是维生素B_2含量极高，是其他水果的数百倍。虽然味道酸，但它属于碱性食物，肉类等酸性食物吃多了，喝点酸梅汤更有助于体内血液酸碱值趋于平衡。

从中医学上来讲，肝火旺的人更宜多吃酸梅。它不但能平降肝火，还能帮助脾胃消化，滋养肝脏。另外，酸梅还是天然的润喉药，可以温和、滋润咽喉发炎的部位，缓解疼痛。

值得注意的是，儿童最好少吃酸梅类食品，因为他们的胃黏膜结构薄弱，抵抗不了酸性物质的持续侵蚀，反之，容易引发胃和十二指肠溃疡。

缓解大脑疲劳的食谱

当你在工作、生活中感觉疲乏时，一定要注意劳逸结合，不妨享用抗疲劳食谱，或许能让你的精神放松、疲劳顿消。

保健应用 双参肉

原料: 鲜人参15克,海参150克,瘦猪肉250克,香菇30克,青豌豆、竹笋各60克,味精、香油各适量。

做法:

(1)将海参发好,切块。

(2)香菇洗净、切丝;瘦猪肉洗净,切小块;竹笋切片。

(3)将以上4料与人参、青豌豆一齐放入砂锅内,加清水适量炖煮,以瘦猪肉熟烂为度,加入味精、精盐、香油即可。每日吃1~2次,每次适量,每周2剂。

功效: 大补气血,强壮身体,消除疲劳。适用于久病体虚不复,或年老体衰,精神萎靡,身体疲倦等症。

保健应用 天冬萝卜汤

原料: 天冬15克,萝卜300克,火腿150克,葱花5克,精盐3克,味精、胡椒粉各1克,鸡汤500毫升。

做法:

(1)将天冬切成2~3毫米厚的片,用水约2杯,以中火煎至1杯量时,用布过滤、留汁备用。

(2)火腿切成长条形薄片,萝卜切丝。

天冬

(3)锅内放入鸡汤,将火腿肉先下锅煮,煮沸后将萝卜丝放入,并将煎好的天冬药汁加入,盖锅煮沸后,加精盐调味,再略煮片刻即可。

(4)食前加葱花、胡椒粉、味精调味,佐餐食。

功效: 止咳祛痰,消食轻身,抗疲劳。常食能增强呼吸系统功能,增强精力,消除疲劳。

苁蓉鲜鱼汤

原料： 鲜鱼肉400克，肉苁蓉15克，白菜、胡萝卜、粉丝、豆腐、酱油、料酒、味精、精盐、胡椒粉各适量。

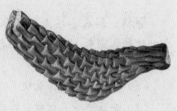
肉苁蓉

做法：

（1）将鲜鱼肉切薄片；肉苁蓉、胡萝卜切成小薄片备用。

（2）锅内加水（或火锅），放入酱油、料酒、精盐、味精，将鱼片、肉苁蓉、白菜、豆腐、粉丝等一同放入煮熟，再加入胡椒粉调味即成，食鱼肉、饮汤。

功效： 补肾强精，消除疲劳，调节人体功能。适用于肾精不足，性功能减退等症。

鲜莲银耳汤

原料： 干银耳10克，鲜莲子30克，鸡汤1500毫升，料酒、精盐、白糖、味精各适量。

做法：

（1）把银耳发好，放一大碗内，加鸡汤蒸1小时左右，待银耳完全蒸透取出，鸡汤留置待用。

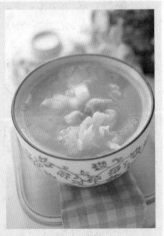

（2）将鲜莲子剥去青皮和一层嫩白膜，切掉两头，捅去心，用水汆后仍用开水浸泡（鲜莲子略带脆性，不要泡得很烂）。

（3）再烧开鸡汤，加入料酒、精盐、味精、白糖，将银耳、莲子装在碗内，注入鸡汤即可。

（4）吃莲子、银耳，喝汤，每日1次。

功效： 滋阴润肺，补脾安神。适用于心烦失眠，干咳痰少，口干咽干，食少乏力等症。健康人食之能消除疲劳，促进食欲，增强体质。

保健应用 丁香火锅

原料：丁香6克，蛤蜊肉200克，鱼丸100克，墨鱼2条，虾仁100克，鸡汤4碗、粉丝、芹菜、冻豆腐、葱、精盐、味精、葡萄酒各适量。

做法：

（1）将蛤蜊肉、虾仁洗净，备用；鱼丸切片；墨鱼除去腹内杂物，洗净后在开水锅里速烫1遍，然后切成二片；粉丝用热水泡软，切成几段；芹菜切成小段；冻豆腐切成小块；葱切小段。

（2）将以上各料先各放一半入锅，汤也加入一半，并可加入适量葡萄酒及少量精盐，旺火烧5～6分钟后，即可趁热吃，边吃边加。佐餐食。

丁香

功效：丁香具有强烈的芳香气味，有兴奋、强身作用。当大脑疲劳时，食丁香火锅能使人精神振奋，增强全身活力，消除疲劳。

保健应用 刺五加五味茶

原料：刺五加15克，五味子6克。

做法：将刺五加、五味子同置茶杯内，冲入沸水，加盖焖15分钟即可。当茶饮，随冲随饮，每日1剂。

功效：补肾强志，养心安神。适用于腰膝酸痛，神疲乏力，失眠健忘，注意力难以集中等症。现代研究发现，刺五加含有五加苷、左旋芝麻素、多糖等成分，有较好的抗衰老、抗疲劳及强壮作用。能增强体力或智力，提高工作效率，并具有调节神经系统功用。此茶配以具有养心益智的五味子，有较好的益智强心，养心安神功效。

保健应用 鸽蛋桂圆枸杞汤

原料： 鸽蛋5只，桂圆肉10克，枸杞10克，远志3克，枣仁3克，当归6克，白糖适量。

做法： 将原料洗净放入锅内，加入适量的清水，慢火煮至鸽蛋熟后，放入白糖即可食用。

功效： 健脑，养心，安神，解乏。鸽蛋性味甘平，含优质蛋白与脂肪，并含少量糖分、多种维生素，易于消化吸收，主要用于疲乏无力、心悸失眠等症。

保健应用 杞汁滋补饮

原料： 鲜枸杞叶100克，苹果200克，胡萝卜150克，蜂蜜15克，冷开水150毫升。

做法： 将苹果、胡萝卜洗净切片，再与枸杞叶一同放入搅汁机内，

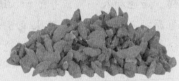

枸杞

加冷开水制成汁，加入蜂蜜调匀即可。每日1剂，可长期饮用。

功效： 强身壮阳，美颜，抗疲劳。枸杞叶味甘性平，能补肾益精，清热明目，止渴。在工作过于劳累及运动过量时饮用，能消除困倦疲劳，恢复元气，增强体质。

保健应用 绞股蓝红枣汤

原料： 绞股蓝15克，红枣8枚。

做法： 两物分别洗净，放入适量水于锅中，用小火煮20分钟即可。每日1剂，吃枣喝汤。

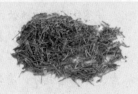

绞股蓝

功效： 此汤有健脑益智、镇静安神之功用。可治神疲乏力、食欲不振、失眠健忘、夜尿频多等症。

保健应用　人参糯米粥

原料： 人参10克，山药、糯米各50克，红糖适量。

做法： 先将人参切成薄片，与糯米、山药共同煮粥，待粥熟时加入红糖，趁温服用，每天1次。

功效： 该粥具有补益元气、抗疲劳、强心等多种作用。

注意： 高血压、发热患者不宜服。

保健应用　香椿豆腐

原料： 豆腐1块（约150克），鲜香椿50克，精盐3克，香油6克，味精少许。

做法： 香椿洗净，用开水烫一下，冷却后切成碎末放在豆腐上，加香油与盐，搅拌均匀即可食。

功效： 香椿清热化湿。用含有丰富卵磷脂的豆腐佐食，能消除大脑疲劳，提高注意力。

保健应用　凉拌苦瓜

原料： 苦瓜500克，熟植物油10克，酱油10克，豆瓣酱20克，精盐2克，辣椒丝25克，蒜泥5克。

做法：

（1）将苦瓜一剖两半，去瓤洗净后切条，在沸水中烫一下放入凉开水中浸凉捞出，控净水分。

（2）将苦瓜条加辣椒丝和精盐腌后控出水分，再放到凉开水中浸后捞出，放入酱油、豆瓣酱、蒜泥和熟油拌匀切成。

特点： 清凉香辣，微有苦味。

功效： 清脑醒神，缓解疲劳。

保健应用 玉竹烧豆腐

原料： 玉竹50克，油豆腐10个，竹笋20克，瘦猪肉40克，水发香菇8个，芹菜心20克，发菜10克，料酒、盐、胡椒粉、鸡汤、酱油若干。

玉竹

做法：

（1）将玉竹洗净，并取汁100克；瘦猪肉洗净剁碎。

（2）竹笋洗净煮熟，与香菇、芹菜剁碎；油豆腐切成正方，将里面挖空，将竹笋、香菇、芹菜、猪肉与调料拌匀成馅心，放入油豆腐用发菜扎紧。

（3）净锅置火上，加鸡汤、玉竹汁、油豆腐烧开，下酱油、味精等，用小火慢烧，直至汤汁浓后起锅。

功效： 养阴润燥，生津止渴，有缓解疲劳之功效。

保健应用 虫草红枣炖甲鱼

原料： 冬虫夏草10克，活甲鱼1只，红枣20克，料酒、盐、葱、姜、蒜、鸡清汤各适量。

做法：

（1）将甲鱼宰杀，去内脏，洗净，剁成4大块，放锅中煮沸捞出，割开四肢，剥去腿油洗净。

（2）冬虫夏草洗净；红枣用开水浸泡。

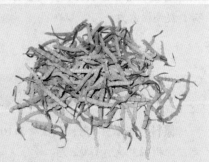

冬虫夏草

（3）甲鱼放汤碗中，上放冬虫夏草、红枣，加料酒、盐、葱段、姜片、蒜瓣和鸡清汤，上笼隔水蒸2小时，取出，拣去葱、姜即成。

功效： 滋阴益气，补肾固精，抗疲劳。适用于腰膝酸软、月经不调、遗精、阳痿、早泄、乏力等症。健康人常食，可增强体力、防病延年、消除疲劳。

保健应用 清堂燕窝鸡蛋

原料： 干燕窝30克，奶汤1500毫升，鸽蛋24个，鸡清汤250毫升，精盐4克。

做法：

（1）将燕窝择去毛，拣去杂质（要保持燕窝的完好）。

（2）将鸽蛋放瓦钵内加水淹浸，加盖用纱布密封（避免鸽蛋熟时爆裂），用中火蒸熟取出，放入冷水中冷却，剥去蛋壳（要保持鸽蛋完整）。

（3）将锅烧热入油，烹料酒，加

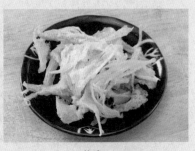

燕窝

入鸡清汤和盐，烧开后将燕窝用漏勺盛着放入锅内煨1分钟，取出后用洁净毛巾吸干水分，放在清汤中间，排列整齐，把鸽蛋镶在燕窝四周，火腿丝放在燕窝上面。将锅洗净放在火上，加入奶汤烧至微沸后，撇去汤面浮油，从燕窝边轻轻倒入，保持燕窝外形完美。

功效： 补益脾胃，补益生血，消除疲劳。适用于四肢无力、腰酸、头昏的肾虚患者食用。健康人食用能醒脑提神、消除疲劳、防病强身。

保健应用 黄芪鸡

原料： 生黄芪120克，母鸡1只（750～1000克），芫荽20克，佐料适量。

做法： 母鸡去毛，净膛，将黄芪纳入鸡腹中缝合，放锅中；锅中加水和葱、姜等佐料，放火上炖；将熟时放入芫荽，做正餐主菜食之。

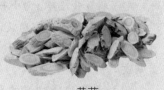

黄芪

功效： 鸡肉富含蛋白质，能量高、脂肪少，经常食用能缓解大脑疲劳，使人保持旺盛的精力，非常适用于体力下降者。

保健应用 茄子炖鲫鱼

原料： 鲫鱼2尾（重约500克），茄子300克，嫩豌豆50克，姜片、葱花各10克，精盐3克，料酒5克，鸡精3克，胡椒粉1克，油100克。

做法：

（1）将鲫鱼宰杀，逐一去鳞及内脏；茄子洗净去皮，切成条；嫩豌豆洗净，沥干待用。

（2）净锅放火上，下油烧至五成热时，将鲫鱼放入锅中煎成两面发黄，接着入姜片，烹入料酒，加入清水，用大火烧开，撇去浮沫，倒炖锅中，用中火炖到汤色发白时，加入茄条及嫩豌豆，改用小火炖15分钟。再加入精盐、鸡精、胡椒粉调味，入碗，最后加入葱花即可。

功效： 汤浓鲜香，口感奇异，可消疲提神。

保健应用 肉苁蓉豆豉汤

原料： 干豆豉200克，味噌100克，萝卜100克，小鱼干5个，豆腐2块，葱适量，肉苁蓉15克，水6杯。

做法：

（1）将肉苁蓉加水，小火煎熬1个小时，待药汁煎至约尚有4杯量时，熄火用布滤去药渣，再在此药汁内加少量小鱼干，煮成"肉苁蓉汤"备用。

（2）将豆豉压碎，萝卜切小片或丝，小鱼干切成细块。

（3）先将做好的"肉苁蓉汤"放入锅中，汤量如嫌少可酌情加水，将压碎的豆豉及味噌放入汤内，搅拌溶开，盖锅煮。

（4）煮开后将切好的萝卜及小鱼干放入，再煮开时，将豆腐切成小块加入，并调一次味，再煮至豆腐熟时，即可熄火，吃时随意放葱花、胡椒等。

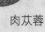

肉苁蓉

功效： 肉苁蓉有消除疲劳，强化内脏，延年益寿的功效。

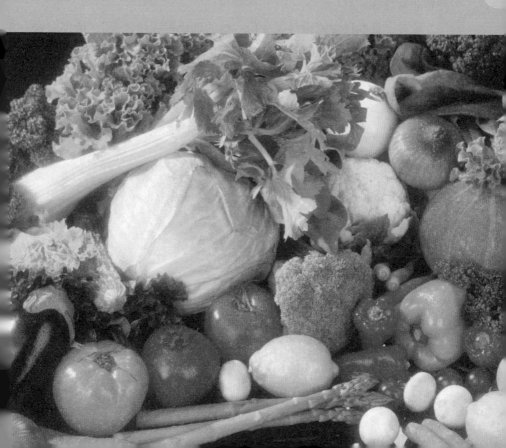

第7章

吃什么防止大脑早衰?

大脑老化程度测试表

　　岁月是把无情的杀猪刀，不管是谁都不能抵抗岁月的洗礼，随着年龄的增长，我们的身体各器官会逐渐衰老，皮肤、骨骼、肌肉等这些对维持生命没有直接关系的组织，老化出现较早，如女人一般到了25岁眼角会出现鱼尾纹；生完孩子后，胸部会下垂；40岁开始，女性会发现臀部开始衰老，松弛，手感变差。而心、脑、肾、肝、肺等担负重要生理功能的器官，老化出现较迟。尤其脑的老化程度，不仅受到年龄的制约，而且还会受环境、工作和学习等因素的影响，个体差异非常悬殊。

　　最近，日本科学家设计了一份"脑的老化程度测试表"，请你对表中所列问题作出"是""可能"（即似是而非）或"否"，三者必居其一的回答，你就可以知道自己大脑现在的年龄了。

测试你的大脑老化程度

问题	是	可能	否
（1）对任何事情都有强烈的探索精神	0	1	2
（2）做事一旦下了决心便立即行动	0	1	2
（3）往往凭经验办事	2	1	0
（4）讲话变得缓慢而啰唆	4	2	0
（5）时常遗忘	4	2	1
（6）电话号码说一次即可记住	0	1	2
（7）看不惯年轻人的无可厚非的言行举止	2	1	0
（8）变得什么事都不想做	2	1	0
（9）变得吝啬了	2	1	0
（10）变得神经质了	2	1	0
（11）有好多理想和梦	0	2	4

问题	是	可能	否
（12）对什么都有好奇心	0	1	2
（13）见别人难受，自己也不由得难受	2	1	0
（14）难以控制感情，易流泪	4	2	0
（15）不能胜任日常工作了	2	1	0
（16）对漫画的含义不易理解	0	1	2
（17）性情变得固执起来	4	2	0
（18）不喜欢看逻辑推理性小说	2	1	0
（19）变得懒惰，不想活动	2	1	2
（20）喜欢幻想	0	1	0
（21）时常出现悲观或嫉妒观念	2	1	0
（22）没有兴趣看健康的爱情小说或电影	2	1	0
（23）做事缺乏持久的毅力	4	2	0
（24）早晨起床比以前提早了	4	2	0
（25）看书的速度很快	0	1	2
（26）一旦疲劳，消除得很慢	2	1	0
（27）考虑地位和名誉变得多了	2	1	0
（28）睡眠时间比从前缩短了	2	1	0
（29）反应力下降了	2	1	0
（30）读报时常常注意"讣告"	2	1	0
（31）见到不讲理的事变得不气愤了	2	1	0
（32）生活的兴趣范围变小了	4	2	0
（33）十分注意自己的身体变化和感受	2	1	0
（34）看书记不住内容	2	1	0
（35）集中精力思考变得困难了	4	2	0
（36）做事显得急躁了	2	1	0
（37）计算力减退，特别是心算困难	4	2	0
（38）变得对种花草有兴趣了	2	1	0
（39）刚听说的事，过一会就忘了	4	2	0
（40）对学习新事物感到困难	2	1	0
（41）喜欢回忆和诉说过去的事	4	2	0

问题	是	可能	否
（42）对生活中的挫折感到烦恼	2	1	0
（43）记忆力明显减退了	4	2	0
（44）变得缺乏自信心	2	1	0
（45）熟人的名字经常忘记	4	2	0
（46）夜间睡眠好	0	1	2
（47）头脑在傍晚时不如上午清醒	4	2	0
（48）留恋旧习惯	2	1	0
（49）常常喜欢各种活动	0	1	2
得分			

得出总分后，请结合下表，找出你的测试总分所对应的大脑的生理年龄。

大脑生理年龄判定表

测试总分（分）	脑的生理年龄（岁）
121~130	70 以上
111~120	65~69
101~110	60~64
91~100	55~59
81~90	50~54
71~80	45~49
61~70	40~44
46~60	35~39
31~45	30~34
16~30	25~29
0~15	20~24
得分	

其实，计算出"大脑的生理年龄"，并没有多大意义，重要的是通过计算，发现智能活动中的不足而加以纠正，这才是有益的，经常用脑

学习，进行智力锻炼，可以改善大脑血液循环状况。人脑是"用进废退"的，多用脑，脑功能就会良好，并且能够防止"失用性萎缩"。因此，要根据自己的具体情况，尽可能地勤于思考。多用脑并不是过度用脑，应避免单调的生活，最好有各种兴趣爱好，给予大脑适当的休息，以消除疲劳，这样就可以保持大脑健康、年轻。

通过前文"脑的老化程度测试表"的粗略判断，如果发现问题，可以再使用医生常用的脑健康检查量表，做进一步判断。

画钟试验（简称CDT）

徒手画钟表是一复杂的行为活动，除了空间构造技巧外，还涉及记忆、抽象思维、设计、布局安排等多种认知功能。而画钟也是考验注意力及耐挫能力的方式。

画钟试验虽有多种评定方法，但以"0～4分法"为评定依据，因为这种评分方法简单、敏感、易行，可作为检查老年性痴呆的早期筛查工具。其痴呆确诊率可达75%，因为痴呆患者不可能把一钟表盘面完整无缺地画出来。

（1）方法：要求患者画一表盘面，并把表示时间的数目字写在正确的位置，待患者画一圆并添完数字后，再让患者画上大小或分时针，把时间指到6点15分等。

（2）记分：

①画一封闭的圆1分；

②数目字位置正确1分；

③12个数目字无遗漏1分；

④分时针位置正确1分；

根据以上记分原则算出得分，参考页表提供的分级标准判断认知障碍程度。

如何衡量老人的脑健康

虽然长寿对很多老人来说颇具吸引力，但他们更加关注的却是生命质量，其中，脑健康尤为重要。如何衡量中国老人的脑健康呢？专家们达成共识，认为脑健康有"六好"标准：思维清晰，表达好；精力充沛，气色好；心情愉悦，睡眠好；日常生活，自理好；和谐相处，行为好；社会活动，参与好。

"表达好"是指老人在表达一个事物的时候能不跑题；

"气色好"是指在正常衰老后，气血循环基本正常，面部皮肤润泽；

"睡眠好"是指老人每晚至少要睡 6 个小时，中午再睡 1 个小时，睡醒后不会昏昏沉沉，有解乏轻快的感觉；

"自理好"是要求老人生活上要有自理能力，包括自己能照顾自己，有参加社会活动的能力；

"行为好"是希望老人能处事乐观，态度积极，乐于承担责任，事无巨细不挑别，保持良好心态，要宽容、平和，切忌焦虑和疑心，言行和谐，用爱去滋养身边的一切事物；

"参与好"就是老人要有较好的环境适应能力，具有一定的社会交往能力，无论在家庭还是社会，都要有主动参与的心态和适应能力。

那么，如何达到六好标准呢？

表达好。应从药疗、食疗着手，保证脑部循环充沛，治疗与大脑相关的已有疾病。日常积极学习新知识，理解新事物，与人主动交谈，做到言辞有据，逻辑分明。

气色好。应从外调饮食、内调情志、适当运动三方面着手。老年人应该根据自身体质情况选择合适的膳食，适当增加补肾益脑的食品，如核桃、芸豆等。平时注意保养"精气神"，经常谈笑风生，坚持运动。

睡眠好。大脑充分休息，对提高智力水平大有帮助。睡眠环境要安静避光，宁静益智。睡前坚持足浴、按摩，能使睡眠更香甜。卧床后尽量不想事，争取尽快入睡。

自理好。生活行为自理好可间接反映大脑处理问题的能力。研究发现，遍布双手的末梢神经与脑有着千丝万缕的关系，因此，勤用双手、活动手指可显著强化脑功能。老人应尽可能地积极参与家务及社会活动，强化锻炼，并能够适应各种场合的仪表与着装。

行为好。老人应尽量争取从心理上融入家庭及社会，使自身的行为符合家庭及社会的行为规范及道德准则。

参与好。是指老人要营造良好的家庭及社会氛围,并处理好个人和群体的关系。抑郁症和老年痴呆通常是影响老人达到脑健康的两个重要问题,有抑郁症的老人应调整睡眠,开阔胸襟。另外,退休前可以多培养些与工作无关的爱好,以预防退休综合征的出现,减少抑郁症的可能。此外,控制体重、多听音乐、营造芳香居室等,都是保持脑健康的好方法。

认知功能障碍程度判定标准

得分	认知障碍程度
4	无
3	轻度
2	中度
1	重度
得分	

简易精神状态检查表(MMSE-R)

通过以上检测,如果发现存在问题,可以用简易精神状态检查量表(MMSE-R),进一步了解大脑的健康状况。

简易精神状态检查表(MMSE-R)是最具影响的标准化智力状态检查工具之一。简单易行,标准化程度高,重复性好,多用于老年痴呆的智能评定。

此表需要他人向被检测的人提出一些问题来检查其记忆力和计算力,题目多数都很简单。每项回答正确计 1 分,错误或不知道计 0 分,最终计算总分,根据后表中不同文化程度检测出被测者的精神状态。若得分在正常界限以下,则为有认知功能缺陷。

简易精神状态检查表

	项目	回答	正确
定向	今年是哪一年		1分
	现在是几月份		1分
	今天是几号		1分
	今天是星期几		1分
	现在是什么季节		1分
	我们在第几层（或科室、床号）		1分
	您能告诉我这家医院的名字吗		1分
	我们在哪个国家		1分
	我们在哪个城市		1分
	我们在哪个区（街道或乡村）		1分
语言	（出示钢笔、铅笔或圆珠笔）这是什么		1分
	（出示手表）这是什么		1分
	请写一个完整的句子（有主语、谓语）		1分
	请跟我说："不如果，而且或是但是。"		1分
	请用您的右手拿起这张纸		1分
	将它对折		1分
	放在您的膝盖上		1分
	请你念念这句话，并按上面的意思去做。"闭上你的眼睛。"		1分
注意力和计算力	请你算算下面几组算术：		1分
	100−7＝？		1分
	93−7＝？		1分
	86−7＝？		1分
	79−7＝？		
	72−7＝？		1分
	（注：答案为 93、86、79、72、65）		
即刻回忆	我告诉你三样东西，在我说完之后请你重复一遍它们的名字，"树""钟""汽车"。		1分
			1分
	请你记住，过一会儿我还要你回忆出它们的名字来		1分

	项目	回答	正确
延迟回忆	您能回忆起我刚说的单词吗（答案：皮球、国旗、树木）		1 分
			1 分
			1 分
临摹	（出示图案）请你按这个样子把它画下来		1 分
总分			

满分 30 分。正常与不正常的分界值与受教育程度有关。（根据最高学历区分）

正常	文盲：>17 分	小学：>20 分	中学以上：>24 分
轻度	文盲：16~19 分	小学：16~19 分	中学以上：16~19 分
中度	文盲：8~15 分	小学：8~15 分	中学以上：16~19 分
重度	文盲：<4 分	小学：<7 分	中学以上：<24 分

让大脑成为你长寿的武器

长生不老一直是人类孜孜以求的梦想，为此，许多人不遗余力地寻找延年益寿、永葆青春的方法，期待能维持强壮的体魄和活力。长期以来，科学家一直在探索人体各个器官是各自开始衰老，还是受一个器官控制开始衰老。近来已有研究找出了答案：大脑的衰老触动了人体其他器官衰老的开关。

大脑有一个"衰老控制中心"，该部位就是下丘脑及脑垂体。如果这一中心失调，将造成神经内分泌紊乱，并引起全身物质代谢的障碍及各器官功能的失调，这是人体衰老的一个主要原因。因此，脑衰必然波及全身，而延缓脑衰老自然成了延缓衰老的重要环节。

进入 30 岁以后，人体每天大约损失 10 万个脑细胞。80 岁的人与20 岁的人相比较，大脑细胞可减少约 25%，而且神经细胞内会出现"消耗色素"沉着，神经纤维也出现退行性改变，核糖核酸在神经细胞

157

中逐渐减少。50岁以后，脑组织必不可少的脑蛋白合成也减少，通过大脑的血流量显著减少，使神经传导速度减慢，因此常会出现思维迟钝、智力退化、记忆力减退等现象。特别是近记忆力逐渐下降，而远记忆力尚存。于是，上了年纪的人常常一开口就是"想当年"，并且爱叹"今昔不如往年"，表明他们接受新鲜事物的能力已明显减弱。

·养脑小贴士·

流行病学调查发现，老年性痴呆症在65岁以上人群中达10%，并有逐年上升趋势。但从上文我们可以得知，脑萎缩不是老年人的专利，那些三四十岁就不愿意动脑子的人，脑细胞也会加速老化，因此更应及早预防，未雨绸缪。

大脑衰老是一个渐进的过程，它的发展是悄无声息的。人在约30岁时，衰老便已开始，并会以每年约1%的比率持续下去。但这种缓慢的速度让我们很难实际观察到细胞衰老的过程，只有等多年之后，我们才会看到这些效果，如灰白的头发、松垂的皮肤、皱纹等。尽管身体和精神的各方面都在不断衰退，但有些人实际上会变得更"年轻"，通过足够的体育锻炼，他们甚至比年轻时更加强壮。还有一群幸运的人，年届90岁，记忆力非但没有下降，反而在不断改善。衰老的过程就像是一支邋遢的军队，其中的有些细胞会冲在其他细胞前面，但整支军队仍会以蜗牛般的速度，悄无声息地持续推进。

因此，要想抗衰老，就要常护脑。可以这么说，善待大脑，也就是在珍惜你的生命。具体说来，善待大脑，应从以下三方面入手：

（1）养护好大脑。大脑"日理万机"、任务繁重、消耗巨大，因此物资供给要切实保障。大脑需要大量"食品"，但并非来者不拒，多多益善。根据它的特点和工作性质，大脑最需要最欢迎的一是氧，二是糖，三是蛋白质、微量元素、维生素等。

大脑耗氧量占全身供氧的20%，耗糖量占全身的25%，可见它嗜糖如命，吸氧成"瘾"。这两者是维持大脑功能的能量来源，是大脑工作的基本动力，所以这也是大脑的主食。人有了病，医生常给输入葡萄糖，而最受益者还是大脑，我们常见危重病人鼻孔里插了输氧管，也多是为了护养脑细胞。

除了氧、糖两种基本口粮要保证外，蛋白质、维生素、矿物质、脂肪、微量元素等也是大脑不可缺少的食粮。此外，蛋白质中的不少成分对增强脑细胞活力，遏制脑细胞退化也很有好处。

（2）保护好大脑。要时时爱护关心它，不让脑受外伤、感染或中毒，这是起码的要求。对这些显性伤害，通常人们还是有所防备的。生活中对大脑的不良刺激多数是隐性侵害，比如常说的嗜烟酗酒，还有一些不良生活方式，都会在你不知不觉中悄悄地损害脑细胞、微血管。到了一定年龄，就会出现脑衰老、脑萎缩、脑缺血、脑动脉硬化、老年性痴呆等。这实际上是长期不注意护脑的结果。冰冻三尺非一日之寒。年轻时，我们就要好好护脑，不抽烟不酗酒，让大脑劳逸结合。

（3）利用好大脑。有的人怕衰老，怕痴呆，怕发生脑中风，因此消极对待，不敢大胆用脑，不敢多活动，让脑休息，保存有生力量。其实恰恰相反，不让大脑积极活动，大脑反而衰老得更快，反应也会越来越迟钝，不进则退说得就是这个道理。况且大脑中有 15 亿多个神经细胞，平时大部分都列入"预备队伍"，并未全体在工作。因此纵使老年人积极用脑，也不会累坏脑子。有关研究表明，如果能坚持脑部运动，即多用脑，可以延缓大脑的衰老，延长大脑细胞的寿命。日本科学家报道，经常用脑的人到了六七十岁，思维能力仍像 30 岁那样灵敏；反之，那些三四十岁就不愿意动脑子的人，脑细胞会加速老化。美国科学家还做了一个有趣的实验，他

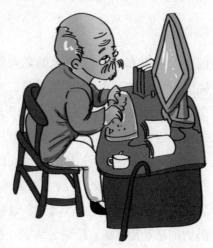

活到老学到老，大脑越用越灵

健脑导航

●值得一记的"养脑长寿十字法"

中国中医研究院教授、博士生导师、著名脑病专家程昭襄，在确立中医脑科学理论的基础上，总结出养脑长寿十字法：

一贯知足，知足常乐。不盲目与别人比较，合理安排自己的生活，不求花天酒地，只求平淡人生。

二目远眺，远眺明目。无论何时，不可只看到眼前利益，不可患得患失。要登高望远。

三餐有节，食不过饱。早吃好、午吃饱、晚吃少。

四季不懒，勤于锻炼。根据季节的变换，选择不同的时间和项目进行适度的体育锻炼，贵在坚持。

五谷皆食，营养均衡。不可偏食，才能摄入人体所需的多种营养。

六欲不张，清心寡欲。欲节则养精气，纵欲伤身，后患无穷。

七分忍让，豁达大度。遇事乐观，得让人处且让人。

八方交往，广结朋友。

九（酒）薄烟戒，神清气爽。饮酒不可过量，且根据各自身体条件限酒，不得贪杯豪饮；力求戒烟，以免危害身体。

十分坦荡，以诚待人。为人襟怀坦白，宽以待人，不做亏心事，保持心平气和的好心境，心平天地宽。

们将 75 位年龄在 80 岁以上的老人分为 3 组：天生勤于思考组、思维迟钝组和受人监督组。实验结果是：天生勤于思考组的血压、记忆力和寿命都能达到最佳指标；3 年后，勤于思考组的老人都还健在，思维迟钝组死亡率达 12.5%，而受人监督组有 37.5% 的人已经死亡。

勤于思考、有所追求，是人们健康长寿的重要因素，当然，我们主张的用脑，并不是不自量力地去摧残大脑。如一些人没日没夜地打麻将，夜以继日地看电视、上网，这样摧残大脑是不可取的。比较有益于脑力的活动是下棋、绘画、练字、看书或和小辈们做游戏。

氧自由基——大脑的杀手

我们生活在富含氧气的空气中，离开氧气我们的生命就不能存在，但是氧气对人体也有有害的一面，有时候它能杀死健康细胞，甚至置人于死地。当然，直接杀死细胞的并不是氧气本身，而是由它产生的一种叫氧自由基的有害物质，它是人体的代谢产物，可以造成生物膜系统损伤以及细胞内氧化磷酸化障碍，是人体疾病、衰老和死亡的直接参与者，对人体的健康和长寿危害非常之大。

年龄越大，细胞产生的自由基越多，你就越容易发生因正常老化造成的大脑损害，以及遭受退化性大脑疾病。

导致大脑衰老的另一个重要因素是进展性糖基化终产物（AGEs），对大脑而言，其危险性不亚于自由基，实际上这种物质本身就会促进自由基的产生，它与自由基一道"狼狈为奸"。

糖基化终产物（AGEs）普遍存在于日常的食品之中，如我们常喝的饮料大都含有很多的糖，过量饮用会扰乱消化系统的功能，导致人体不能正常进食，缺乏所需的脂肪和蛋白质。高血糖与退化性大脑疾病密切相关，血液中的葡萄糖可与蛋白质反应产生异常的"糖聚化或糖交联蛋白质"，这些糖结合蛋白会扰乱细胞的功能。这些糖结合蛋白质变成黄褐色的物质，称为进展性糖基化终产物（AGEs）。这种物质的形成类似于油烟机上油腻的形成过程。食物在烹调过程中也会产生同样的进展性糖基化终产物（AGEs），如炒菜时先把锅烧热，再倒入食用油，然后再放肉类等菜，肉类在加热过程中就形成了厨房中油烟机上的油腻，这种黏糊糊、油腻腻的东西就是糖基化终产物（AGEs），附着在骨骼上会使关节屈伸不利，附着在血管壁上会使血管变得狭窄，附着在大脑神经上会加速大脑的衰老，除此之外，糖聚化终产物还会导致自由基的产生，加速人体衰老。

吃什么可以延缓大脑衰老？

在影响大脑衰老的众多因素中，"吃"是最重要的影响因素。大脑功能减退，如记忆力下降，注意力不集中、思维判断能力下降等，往往是因为缺少某种营养素所致，因此，吃对食物可减慢我们大脑衰老的脚步。

1.富含抗氧化剂的食物

人们最终遭受自由基损害的程度，以及智力下降情况如何，很大程度上取决于个人防御系统的稳固性或抗自由基防御系统是否强大。要避免和挽回这种老化引起的脑功能障碍，最好的办法是向大脑注入更多的抗氧化剂，以此来中和自由基的破坏作用。这种措施已被证明效果显著，说明抗氧化剂是挽救大脑最有效的帮手，这一方法几乎适用于任何年龄、任何疾病。这其中包括了维生素 C、维生素 E、脂酸、辅酶 Q10 和谷胱甘肽。

我们可以从甘蓝、菠菜、梅脯、橘子、草莓、黑莓、大蒜、葡萄干、山莓等食物中能获得大量的抗氧化剂，另外茶和红葡萄酒也含有较多的抗氧化剂。

2. Omega -3系鱼油

Omega -3 系鱼油包括 DHA、EPA 和 5 - 羟色胺，DHA（二十二碳六烯酸）和 EPA（二十碳五烯酸），有助于对抗自由基对大脑的侵袭，减弱炎症对大脑细胞的损害，改变神经递质的水平及作用（如 5 - 羟色胺），调节脑细胞自身基本的物理构造（构建神经突触），从而为大脑筑起一道"安全防线"。

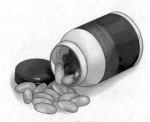

鱼油

3.富含维生素、矿物质的食物

许多人有过情绪低落、易疲劳、不愿运动、失眠、头痛、注意力不集中的经历，但都没有引起足够的重视，认为这些都是无关紧要的小问题，其实这是身体缺少某些维生素和矿物质的表现。因此，我们要摄入定量的维生素和矿物质，这些营养物质能纠正营养缺乏引起的身体不适，这些营养物质包括以下 8 类：

（1）维生素 E、维生素 C 和硫辛酸。它们具有很强的抗氧化活性，能清除氧自由基或干扰氧化物链反应来阻止氧化反应，保护脂质膜免遭自由基攻击，从而达到保护心脑血管的作用。

（2）辅酶 Q10。它被称之为"细胞的健康之源"，是制造胶原蛋白、透明质酸、细胞组织液等的动力来源，又是一种高效抗氧化剂，具有 40 倍于维生素 E 的抗衰老效果，能够深入细胞，强化细胞新陈代谢功能，活络细胞间紧实结合能力，可以使人的大脑不受"正常"老化的影响。

（3）维生素 B_6。它参与 5 - 羟色胺、多巴胺、去甲肾上腺素等多种神经介质的合成，因此，维生素 B_6 长期缺乏会导致中枢神经系统和造血机构的损害。

（4）维生素 B_{12}。它可能会降低记忆丧失和得老年痴呆症的危险，同时也有助于阻止供应大脑营养的颈动脉的闭塞。

（5）维生素 B_1。它是强烈的情绪推动剂，还能改善大脑功能，摄入适量的维生素 B_1 会使头脑更清醒、精力更旺盛。

作为最强烈的情绪推动剂，维生素 B_1 还能改善人的记忆力，防止大脑发生明显的功能异常。不过维生素 B_1 的缺乏会阻碍大脑利用人体吸收葡萄糖的能力，干扰大脑的功能，减少智能活动时的能量。

（6）叶酸。丰富的叶酸会促进 5 - 羟色胺的产生，减轻抑郁症状。老年人服用叶酸补充剂能恢复已老化的大脑的记忆力，还能够预防脑中风，帮助远离老年痴呆症的损害。

（7）烟酸。它是刺激细胞线粒体能量产生的营养元素，有助于保护大脑，抵抗衰老和伴随而来的严重大脑疾病。如果能量产生不足，脑细胞功能的效率就会降低，自由基所造成的破坏就会在细胞的基因积累起来，导致细胞的功能失调和死亡。

（8）银杏。银杏的叶子中含有很好的抗氧化物，能有效抵抗自由基，延缓人体大脑衰老。研究表明，服用银杏汁的患者在记忆力、注意力和完成复杂动作等方面的能力都得到明显提高，老年痴呆症状有所缓解。

4.胆碱含量丰富的食物

记忆减退是大脑衰老的一个很重要的表现，人的记忆力到了 37 岁就会开始明显转差，而所有能力在 42 岁左右开始走下坡路。这是因为人到中年以后，脑内与记忆有关的物质——乙酰胆碱会逐渐减少。大脑中利用胆碱来制造乙酰胆碱的能力日趋下降、变弱所致，如老年性痴呆患者，乙酰胆碱的合成能力比正常脑组织合成速度下降50%。因此要减缓大脑记忆的衰退，我们从中年时期就要开始注意补充胆碱，增加含胆碱食物的摄入。

健脑导航

● **鸡蛋对大脑是个宝**

蛋白质对健脑的重要性可以形容为人不能没有水一样。因为蛋白质是生命的物质基础，没有蛋白质就没有生命。在既往物资匮乏的年代，我们摄取蛋白质的主要来源是鸡蛋，鸡蛋被视为"高级营养物"，但近年来鸡蛋却成为高胆固醇的代名词，被不少人列入禁食或少食名单。其实，鸡蛋营养丰富，大家不能简单地把蛋黄中的胆固醇当成引致高胆固醇的元凶。在所有的天然食品中，只有蛋类的蛋白质的氨基酸组成与人体最为接近，生理价值最高。

一只鸡蛋，蛋白占2/3，能提供高质量的蛋白质。一般为奶类的1.1倍，鱼和肉类的1.2倍，谷类的1.3倍，豆类的1.6倍，相较同样含丰富蛋白质的肉类，鸡蛋蛋白的优胜之处在于脂肪含量低。除此之外，鸡蛋中还含有大量的卵磷脂以及钙、磷、铁等多种元素和维生素，尤其是卵磷脂被誉为与蛋白质、维生素并列的"第三营养素"，是大脑的重要物质成分，是脑细胞必不可少的营养素。虽然它在人体中只占体重的1%左右，但在大脑中却占到脑重量的30%；而在脑细胞中更占到其干重的70%~80%。因为大脑重量的80%是水，因此经常进食鸡蛋可改善精神状态和增强记忆力，鸡蛋对大脑绝对是个宝。

但有些人对鸡蛋望而却步，甚至如避瘟神，就是因为鸡蛋的蛋黄中含有大量的胆固醇。其实，人体每日的胆固醇摄入上限是300毫克，一只大鸡蛋重56克，整个鸡蛋的胆固醇含量为327毫克，可食部分胆固醇含量为288毫克。健康人士每日吃1个全蛋，对身体有益无害，冠心病、高脂血症病人则要控制在每星期2~3个。此外，蛋黄的脂肪含量为28.2%，并且脂肪多属于磷脂类中的卵磷脂。卵磷脂进入人体后能够降低胆固醇水平，有助于维持心血管健康。

另外，比起蛋黄，肥肉、牛油、内脏等含高饱和脂肪的食物对胆固醇的影响更大，它们才是真正导致高胆固醇的元凶。这是因为，体内的胆固醇，只有两三成来自食物，其余七八成均靠身体制造。如果人体摄入过多饱和脂肪，经肝脏合成胆固醇，就会导致胆固醇过高。

需要注意的是，用鸡蛋加工的食品，如蛋糕等各种糕点，会用上大量鸡蛋，很难数清到底吃了多少个蛋黄，糕点制作过程中还加入大量黄油等，导致脂肪含量极高，胆固醇量更容易超标。因此，大家要少吃糕点，配合低脂饮食，才能防止胆固醇过高。

鸡蛋虽是大脑最理想的营养库，但吃蛋可是有学问的，想最大程度吸收鸡蛋的营养，就要注意烹饪方式，趋利避害。

第一，避免过生。鸡蛋可能会带有李斯特菌、沙门菌或金黄葡萄球菌，除可导致肠胃炎，也可引发其他严重疾病。窝蛋、太阳蛋的蛋黄未煮熟，细菌未能够被杀死，孕妇和婴幼儿应避免。

第二，避免过老。姜醋蛋及卤铁蛋等，因烹煮太久，蛋白质会变质、变硬，难以消化，肠胃脆弱的人士不宜进食。即使是烹饪新鲜蛋，建议白水煮蛋时，宜滚水煮5~7分钟，蒸蛋10分钟即可，免得过老影响消化。

第三，鸡蛋还是带壳煮的好。因为鸡蛋里面的蛋黄和空气接触较少，里面所含的胆固醇就不会被氧化，而胆固醇被氧化后对身体是不好的，因此大家要记住。一些蛋糕点心中含有的干制蛋黄，因含氧化过的胆固醇，也不要多吃。另外，煮蛋时切不可随意延长时间。因为鸡蛋在沸水中煮的时间超过10分钟时，鸡蛋内部会发生一系列化学变化，从而降低鸡蛋的营养价值。

第四，减少用油。烹调用油愈少，脂肪愈低愈健康。白水煮蛋最佳，蒸蛋次之；煎蛋、炒蛋用油较多，少吃为妙；而中式滑蛋会加入大量油分，不建议进食。

胆碱广泛存在于各种食物中，特别是鸡蛋、肝脏、花生、蔬菜中的含量较高。此外，乳酪、豆荚、全谷粮食、小麦胚芽、坚果、胚芽和种子、大豆、啤酒酵母等也含有较多的胆碱。

吃什么会加快大脑的衰老？

鱼类、牛奶、胡萝卜等食物都具有健脑益智的作用，但也有些食物是大脑不喜欢的。研究证明，常吃以下5类食物，大脑会出现反应迟钝、笨拙，甚至记忆力衰退等现象。

1.含糖精、味精较多的食物

糖精摄入过多会损害大脑细胞组织。味精少量食用是安全的，但妊娠后期的孕妇和周岁以内的婴儿最好别吃。孕妇吃味精会引起胎儿缺锌，影响孩子智力发展，婴儿食用味精有引起脑细胞坏死的可能。

2.高脂食物

研究表明，人体内脂肪过多可能会加速大脑老化，增加人们罹患早老性痴呆症等相关疾病的风险。这是因为高脂食物中的饱和脂肪酸不仅会改变脑细胞的功能，而且能改变脑细胞的形态，引起形态学的变化，长期下来容易导致脑部氧气不足,从而让脑变得迟钝,促使大脑早衰。

3.含铅食物

铅能取代其他矿物质铁、钙、锌在神经系统中的活动地位,因此铅是脑细胞的一大"杀手"。含铅食物主要有松花蛋、爆米花等。需要注意的是,"无铅松花蛋"的铅含量并不等于零,只是低于相应的国家标准,同样不宜大量食用。

4.过咸食物

腌腊制品、咸鱼等过咸食物中的钠含量过高,容易使脑细胞长期处于缺血、缺氧状态,进而导致记忆力下降、大脑过早老化。

5.含过氧脂质的食物

烤鸭、烧鹅、熏鱼等高温煎炸的食物含有较多过氧脂质,过氧脂质会损伤某些代谢系统,破坏脑细胞、促使脑部早衰或痴呆。

防止大脑早衰的食谱

食用具有提高体内抗氧化性的食物,有助延缓脑部退化。下面列出具体食谱:

保健应用 蘑菇鸡肉汤

原料: 鲜菇100克,熟鸡肉500克,熟豌豆100克,鸡清汤2500克,盐10克。

做法:

(1)鸡清汤烧沸,除去浮油杂物,放盐调好口味。

(2)鸡肉切块,再把鲜菇洗净切成小片,在汤盘内放上鲜菇片、豌豆、鸡肉,盛上汤,大火2分钟即可。

特点: 营养丰富,味鲜开胃。

功效: 高蛋白、低脂肪,利于防止大脑早衰。

保健应用 银耳炖肉

原料： 银耳500克，瘦猪肉300克，红枣10枚，冰糖适量。

做法：

（1）猪肉洗净切块，放入锅中，加水烧开。

（2）去除浮沫，加入冰糖、银耳、红枣。

（3）加盖，用小火焖至肉酥，即可。

功效： 抵抗衰老。

保健应用 花生红枣炖猪蹄

原料： 猪蹄1000克，花生仁100克，大枣50克，葱10克，姜5克，料酒10克，味精2克，盐4克。

做法： 猪蹄用沸水烫后洗净，刮去老皮，加清水煮沸，撇去浮沫；加料酒、葱后中火炖至将熟，再加入花生仁、大枣、盐、味精调味，再大火炖至熟烂即可，佐餐食用。

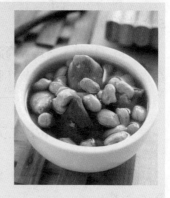

特点： 味道鲜美。

功效： 补脾养血，滋中益气，对延缓大脑早衰有一定的疗效。

保健应用 黑芝麻粥

原料： 黑芝麻50克，粳米100克，枸杞10克。

做法： 先将黑芝麻炒熟、研碎，再与粳米、枸杞一同煮成粥。

特点： 营养丰富、香味可口。

功效： 黑芝麻中的维生素E非常丰富，可延缓衰老，抗脑衰，增强记忆力，并有润五脏、强筋骨、益气力等作用。同时，黑芝麻还具有养颜保健和使白发变黑的功效。

第8章

大脑该怎么补？

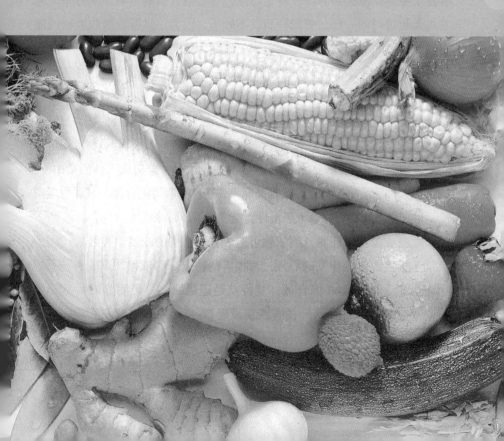

不要让这些食物损害你的大脑

大脑需要补充多种营养，但并不是所有的食物都是有益健康的饮食，有时候一些食物吃了之后对我们的身体反而没有什么好处，甚至会给大脑带来伤害，引起大脑反应迟钝，记忆力衰退的现象。下面就给大家介绍 3 种有损大脑健康的食物。

1.酒：酒精会麻醉大脑

适量的酒被认为"百药之长"，只要喝的方法得当，不过量，酒确实有益于身体，能起到健体强身之功效，对心血管疾病也有预防效果，但是每天超过白酒一杯、啤酒一瓶就不妙了，因为一旦肝脏吸收酒精的能力达到饱和，酒精就开始舒缓肌肉，破坏大脑与身体的正常交流，使记忆力衰退。也许这也是人们喜爱饮酒的一个原因——忘掉烦恼和痛苦。

过量的酒精及其代谢产物不仅会直接伤害神经系统，而且它对肝脏等脏器的损害会间接地对神经系统造成二次伤害。饮酒过量会使你易患许多其他疾病，喝酒者患肾脏病和肝病的机会高于平常人。长期酒精滥用可伴有脑损害及相应的心理功能改变，因为过量饮酒，会造成人体酒精中毒，损害中枢神经系统，甚至导致延髓麻痹，还会抑制胃液分泌，减弱胃蛋白酶活性，刺激胃黏膜，令人患慢性胃炎，给人体带来极大的危害。

大脑成像技术证明，酒依赖可造成大脑结构的改变。神经心理测验有助于描述酒依赖伴发的心理过程损害的特点。酒依赖严重的神经系统损害后果是 Korsakoff 综合征，其特点是记忆缺陷，最明显的病症是顺行性遗忘及许多其他认知损害。在最近 20 余年中，临床和实验研究发现，不论有无 Korsakoff 综合征，酒依赖者均有认知缺陷。这些缺陷包括信息处理减慢，注意力不集中，解决问题和学习新信息困难，情绪异常，以及视觉空间能力（即组织和分析二维或三维空间中物体的能力）下降。

2.糖：糖会让大脑变迟钝

首先，大量摄入糖会影响大脑健康水平。因为大量的糖分会耗尽身体内储藏的维生素和矿物质。每一勺糖都会消耗一定量的维生素 B 族，大量摄入糖会使体内缺乏维生素 B 族，而维生素 B 族对改善大脑功能有重要作用。

其次，摄入的糖如一些精制麦片、饼干、面包、蛋糕和糖果等越多，血糖越不容易保持平衡。血糖不平衡的表现症状包括疲惫、易怒、困倦、失眠、盗汗（尤其在夜间），注意力涣散、健忘、极度口渴、抑郁、梦魇以及消化功能紊乱，出现幻觉等。

最后，糖和神经系统的关系很密切，如果摄入大量的糖分，人体会产生一些异常的行为，如攻击行为、焦虑症、多动症等，严重的情况还会出现注意力涣散、抑郁症、消化功能紊乱、疲劳、学习困难以及经期综合征等。所以，糖虽甜，为了我们的大脑健康，千万不要贪食。

3.刺激物：会让大脑中毒

日常生活中常见的让人上瘾的刺激物主要有两个方面：一是饮食方面的食品，如浓茶、咖啡、烟、酒、巧克力、可乐和能量饮料等，它们大多含有咖啡因；二是身体所处环境，如极度痛苦、压力过大等。大脑受到刺激会导致肾上腺素和皮质醇含量的升高，这些应激激素的升高会使血糖降低，大脑疲乏，感觉眩晕乏力，心情沮丧。我们这里所讲的主要是饮食方面的刺激。

经常吃含有咖啡因的食品或饮用含有咖啡因的饮料，会让人变得冷漠、沮丧、疲惫、反应迟钝。对于患有心理疾病的人来说，最好远离含有咖啡因的刺激物。对某些人来说，咖啡因过多会引起一些症状，导致精神分裂症和癫狂症的发生。大量摄入咖啡因的人会对咖啡因过敏，同时又无法对咖啡因解毒，这样导致的结果是心理和情绪状态的严重紊乱。

4.油炸物：会"油炸"大脑

现在常见的油炸食品基本上都是植物油烹制，在油炸过程中会产生反式脂肪酸，而反式脂肪酸对人们的大脑毫无益处。常见的危害主要表现在以下两个方面：

第一，油炸食品能致癌。油炸食品中含有一种丙烯酰胺的化合物，这种化合物是富含淀粉类的食物在高温下油炸分解所产生的，能诱发多种良性或恶性肿瘤，经常食用，癌症发病的危险性会增加很多。

第二，经常食用油炸食品会导致心脑血管病、高血压、肥胖、糖尿病、脂肪肝等慢性疾病的发生。一项营养调查发现，近年来我国成人和儿童的超重与肥胖发病率都大大提高。科学家们对反式脂肪酸在大脑结构以及神经细胞的功能发育过程中产生的影响进行了认真的研究，研究结果表明，反式脂肪酸会被大脑吸收，它们会妨碍神经细胞间的信号传输。通俗地说，就是它们会使大脑变得越来越肥胖，然后无法正常运行。

除此之外，曾有多项研究发现高热量食品会影响大脑的学习认知和记忆功能。对此，专家建议，油炸食品少吃为好。每天男性摄入的反式脂肪酸数量应不高于5.6克，而女性不高于4.4克。

补脑食物的健康吃法

通过上面的讲述，我们知道脑细胞所需要的营养是多种多样的，只要坚持正确的饮食方式，自然能吃出"健康大脑"。下面给大家介绍一些有益于大脑的正确饮食方式。

1.食物种类多样化

大脑所需食物种类要多样化，但饮食多样化并不意味着什么都要吃，吃的种类越多越好。根据大脑对营养的需求量，日常饮食中最常见的这五大类，你要经常摄入：

（1）粮谷类，包括米、面、薯类等，主要为人体和大脑提供碳水化合物、蛋白质、维生素 B 族，也是热能的主要来源。

（2）油脂类，油脂是体内热能的重要来源之一，每克油脂产热约 9 千卡，是蛋白质及碳水化合物的 2 倍之多。油脂类包括各种植物性油和动物脂肪。这类食物属于高能量食物，能够间接地为大脑提供所需的能量。

（3）动物性食物类，包括畜肉、禽、鱼、蛋、虾、牛奶、动物内脏及海产品。动物性食物主要为人体提供蛋白质、脂肪、矿物质、脂溶性维生素、维生素 B 族和矿物质等。

（4）蔬菜水果类，蔬菜和水果是膳食的重要组成部分，主要为人体提供膳食纤维、矿物质、维生素 C 和胡萝卜素，有增进食欲、促进消化、维持体内酸碱平衡的作用，近年来蔬果在防病治病中的特殊功效也逐渐开始引起人们的重视。

（5）大豆及豆制品类，主要为人体和大脑提供蛋白质、脂肪、矿物质和膳食纤维。

在日常饮食中做到这五类食物都适当摄取，才能保持大脑营养的均衡。在各类食物中还要尽可能地选择不同的食物品种，比如动物性食物可轮流选择猪肉、鸡、鸭、淡水鱼、海水鱼、牛奶、蛋类，蔬菜类多选用一些绿色或其他深色蔬菜，粮谷类的米饭、馒头、面包都要吃，还可适当吃些杂粮和薯类等。

2.保持适量

中医养生法有这样一种说法叫"饭吃八分，有益身心"。饮食不足会导致大脑营养不足，但饮食过量的危害绝不亚于食量不足，任何一种营养素长期不足或过多，都会影响身体的健康，因此保持适量最好。适量就是要求各种食物中的营养素的数量要适当，不多也不少，恰好满足身体的需要。

我们都知道暴饮暴食对肠胃不好，容易产生消化不良或者其他胃病。其实暴饮暴食对大脑也同样有害。过饱使身体和脑神经都处于疲劳状态，使大脑灵敏度降低，出现"饱乏"的现象。

长期过饱还会影响大脑智力发育。现代营养学研究发现，进食过饱后，大脑中被称为"纤维芽细胞生长因子"的物质会明显增多。如果长期饱食的话，势必导致脑动脉硬化，出现大脑早衰和智力减退等现象。

3.食物搭配要均衡

合理的搭配主要表现在日常饮食得法上面。如果饮食得法，营养均衡，就能保证大脑所需。营养均衡首先要做到人体所需的蛋白质、脂肪、碳水化合物、维生素、无机盐和水供给的均衡，另外还要注意以下几个方面的均衡：

（1）主副均衡。小米、燕麦、高粱、玉米等杂粮中的矿物质营养丰富，人体不能合成，只能靠从外界摄取。因此，不能只吃菜、肉而忽视主食。

（2）三餐均衡。一日三餐是大脑获取能量的主要渠道，按照科学的饮食原理来说，一日三餐热量的分配比例应该保持在早餐30%，午餐40%，晚餐30%左右。同时，早餐讲究营养，午餐讲究丰盛，晚餐要清淡。

（3）生熟均衡。生活中我们食用的食品大致包括生食、熟食和半成品。有的食物必须熟食才有利于营养成分的消化、吸收，而有的食物做熟后会失去营养。最好的办法是，能生食的食物要尽量生食。

（4）味觉均衡。酸、甜、苦、辣、咸是所有食物的基本味道，人们并不满足单一的味道，这是由人体对各种营养的需要决定的。保持味觉平衡，才能全面摄取营养，有益身体健康。

（5）粗细均衡。粗粮中保存了许多细粮中没有的营养，但长期大量食用，会使人对蛋白质和脂肪的吸收降低。因此，平时应做到粗细均衡，才能保证人体对各种营养的需要。

（6）酸碱均衡。碱性食物多为植物性食物，它的 pH 值一般较高，酸性食物多指动物性食物，它的 pH 值较低。酸碱两性食物进行中和才有利于人体健康，若失去平衡，就容易发生病变。

（7）颜色均衡。红、黄、黑、白、青、蓝、紫是食物所具有的最基本的 7 种颜色，每种颜色所含营养也不一样，颜色的平衡，也就是营养的平衡。

4.易于消化吸收

即使是营养再丰富的食物，如果其中含有的营养不能被人体有效地吸收利用，它的价值就不能完全发挥出来。补脑不仅要吃好，还要知道怎样吃才能易于消化和吸收。

（1）合理选择与搭配食物。在上文中我们已经讲过，食物的搭配要均衡。事实证明，荤素搭配要远比单纯吃素食或荤食效果好得多，干与湿的搭配要远比单纯吃干食效果好得多，酸性食物与碱性食物的搭配要远比单纯吃碱性或酸性的食物好得多。同时，不同种类的食物混合吃，如豆类与谷类同吃，豆煮稀饭，杂合粥、面、蔬菜加豆制品以及粗细粮混吃等都能起到营养互补的作用。

（2）定时定量的饮食。人类的一日三餐都有固定的时间，这些时间都是根据科学依据而的，也得到了千百年的实践证明。饮食时间固定的人到了饮食时间自然而然会产生食欲。随着饮食时间的固定，人体消化腺的分泌和消化道的蠕动也会形成规律性的运动，到了固定时间就会自动开始工作，进行消化。

（3）重视食物的合理加工。在食物的加工制作方面，首先要把食物烧透煮熟，这样既杀死了黏附在食物上的各种有害微生物，同时，又因食物在加工中发生物理化学变化，成了易被人体消化的半成品。为了充分利用食物中的各种营养素，对食物要采用最科学的烹调方法。如大豆含有丰富的蛋白质，干炒大豆其味虽香，但消化率只有 60%；相反，如果把它做成豆浆、豆腐等豆制品，则消化率可提高到 90% 以上。

（4）要有一个良好的进食环境。好的就餐环境会使人心情舒畅，进食后食物被人体消化吸收快，所谓好的就餐环境主要是指就餐环境的卫生。大家想想，如果我们的进食环境蝇飞尘扬、地上污水积存、满屋声响嘈杂，我们会怎样呢？在这样的环境下，你一定会产生厌烦情绪，原本的食欲也会随之减退，这样就会使人体对食物的消化吸收率大为下降。

（5）注意进食时的情绪状况。人的情绪状况会直接影响人体对食物的消化吸收率，这是因为人体的一切器官都受大脑的指挥，消化器官的运动和消化腺的分泌活动也不例外。如果一个人在快乐、喜悦的情绪中进食，即使不饿，也会比平时的饭量增加一点；相反，如果一个人在忧愁、消极、生气的情绪中进食，即使面前摆着富有营养又是自己爱吃的食物，也不会有进食的欲望。这是由于大脑抑制了消化腺分泌活动的缘故。另外，进食时要细嚼慢咽，这样食物才易于被人体消化和吸收。

影响食物消化吸收率的因素是多方面的，除以上谈到的几点外，吃过多的油脂和甜食，饭前酗酒、饭后大量饮水，吃过热、过于粗糙的食物，吃汤泡饭以及饭前饭后剧烈运动等等，都是不健康的饮食习惯。总之，只有按照平衡膳食的合理要求，讲究科学的营养吃法，才能吃出健康的身体。

越吃越聪明，这些补脑食物应该多吃

现在各种媒体上常有不少健脑、补脑食品的宣传，尤其是中考、高考前夕，"××健脑液""××脑黄金"的保健品广告便铺天盖地，着实诱人。其实，在很多普通食物中也有不少对脑有好处的成分，比如大豆、金枪鱼等食物。

大豆食品：人体脑黄金

大豆是我们最常吃的一种食物，含有丰富的人体必需的蛋白质和在体内不能合成的 8 种必需氨基酸，并且大豆中的蛋白质和氨基酸的比例非常适合人体需求。虽然大豆是一种再普通不过的食物，但是它的营养价值却是非常高的，不仅利于我们补脑，而且经常吃还可以预防老年痴呆。

日本在明治维新以后迅速崛起，在发达国家中也堪称奇迹。据说奇迹发生的秘密就在大豆里面。

在过去，日本人把这些大豆发酵食品当成家常便饭，每天都吃。早晨是纳豆和味噌汤，中午也是味噌汤，晚上还是味噌汤。做菜的时候绝对少不了酱油。这样的饮食激活了日本人的大脑，成为催生出各种尖端技术的原动力。

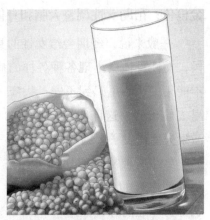

喝豆浆时最好不要加糖或蜂蜜。
如纯豆浆不合口味，可以用豆浆煮粥

当然，有人可能不会做味噌汤，也不爱吃味噌汤，平时做菜也不爱放酱油，那么我们可以喝豆浆。牛奶所含的矿物质主要是钙，而豆浆富含钙、镁、铁、锌等多种矿物质，并且比例均衡。此外，豆浆还富含维持大脑功能不可缺少的维生素 B 族，所以还能让你的大脑焕发生机。

・养脑小贴士・

如果你觉得最近脑子不好使了，不妨常吃些大豆发酵食品。如果不能做到餐餐都有大豆，哪怕一顿饭也可以。人体补充了足量的大豆发酵食品，体内就会充满氨基酸，大脑也会活跃起来。

现在，很多咖啡馆也为客人准备了豆奶咖啡，希望大家去咖啡馆的时候点一杯豆奶咖啡。那样的话，你去一次咖啡馆，就等于给你的大脑充了一次电。

另外，豆腐、腐竹、豆腐脑等大豆制品也都是很好的健脑食品。

金枪鱼：帮助女性调整大脑和身体

一般来说，经期会给女性的身心带来很大的负担。快来月经的时候，女性身体会出现各种各样的症状，如心烦意乱、坐立不安、精神不能集中、心里感到不安、头痛、容易疲劳等，甚至有人很想到商场里去偷东西，这证明月经带来的激素失衡诱发了大脑功能的紊乱。

女性这种从排卵期到月经来临期间出现的各种各样的异样症状称为"经前综合征"。

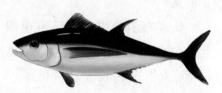

金枪鱼生活在无污染的深海，低脂肪、低热量、高蛋白质，不但可以保持苗条的身材，而且还可以平衡身体所需要的营养

如果你的身边有女性朋友出现经期不适时，除了安慰她们"多喝热水"，真的爱莫能助吗？其实，吃对食物也能对痛经、情绪不稳定有很好的缓解作用，对这种身心变化有显著效果的是维生素 B_6 和维生素 B_{12}。维生素 B_{12} 被称为"造血维生素"，具有改善经期贫血状态的作用。如果贫血状态得以改善，血液循环变好了，大

· 养脑小贴士 ·

富含维生素 B_6 的食品还有大蒜、白果、鸡肉、鲑鱼、加吉鱼等，富含维生素 B_{12} 的食品还有紫菜、蚬子、鲑鱼子、鸡肝和鳕鱼子等。

脑的工作也会彻底改观。另外，维生素 B_{12} 可以在神经细胞内的表面进行脂质合成，能够修正和缓解经期出现的大脑紊乱和疲劳。也就是说，维生素 B_6 和维生素 B_{12} 是身体纤弱的女性最可靠的朋友和最坚强的后盾。

那么，要想补充维生素 B_6 和维生素 B_{12}，应该吃什么东西才好呢？维生素 B_6 和维生素 B_{12} 还有一个别名叫作"红色维生素"，也就是说，红色食品富含这两种维生素，红色食品中尤其值得注意的是金枪鱼和红肉。

如果女性朋友感觉经期快到了，或者感觉精神状态开始有点儿不安定了，你就去寿司店大吃特吃金枪鱼吧。

纳豆的神奇魔力

大家都说爱因斯坦智商高，其实据传历史上智商最高的人是歌德，据说他的智商达到了 185，而爱因斯坦的智商只有 173。

但是，在美国出现了一个令人不可思议的天才少年，他的名字叫迈克尔·卡尼。这个神童 16 岁大学毕业，毕业后成立了自己的企业。据说他的智商竟然高达 250。不用说，他是地球上最聪明的人。

迈克尔的母亲是日本人，据说他妈妈从他小时候起就让他吃一种东西，这种东西就是纳豆。虽然我们很难想象美国人吃纳豆，但媒体以《纳豆激活了迈克尔的大脑》为题报道了这位天才少年的事迹之后，纳豆在美国一时间大受好评。

纳豆的原料其实就是大豆，大豆里含有一种叫卵磷脂的成分，正是这种卵磷脂对大脑有益。但是，富含卵磷脂的不光是大豆，鸡蛋里面也含有丰富的卵磷脂，可为什么纳豆却有不一样的功效呢？

其秘密就在于发酵大豆时所使用的纳豆活化酶这种物质，纳豆活化酶可以使卵磷脂变得更容易被人体吸收。还有，因为纳豆活化酶本身也有净化血液的作用，所以长期食用纳豆可促进身体健康，大脑的工作也会变得活跃起来。

在过去，说起纳豆只有一种吃法，那就是浇上点儿酱油盖在米饭上吃。但最近纳豆食品的品种越来越丰富了，甚至还有纳豆咖喱饭、纳豆炒饭和纳豆三明治。既然品种如此丰富，我们可以每天吃纳豆，而且百吃不厌。那样一来，即便赶不上迈克尔，我们也可以把上天赋予我们的脑力充分发挥出来。

多喝水，吃淡食

大脑 75% 以上由水组成，大脑所获取的所有信息都是通过脑细胞以电流的形式进行传送的，而水则是电流传送的主要媒介。在工作之前，先饮一至两杯清水，有助于大脑运作。

但也有一些人喜欢在办公室喝茶或咖啡，脑科学专家则认为，不如多喝些水。因为咖啡加了精制糖后，进入人体会消耗肾上腺素，加速疲倦。工作六七个小时后疲惫不堪的最大原因是体内水分丧失，因此，喝一大杯水能恢复人体活力，喝果汁也有帮助，因为果汁中的果糖还能够稳定血糖。

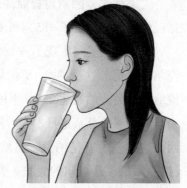

大脑 75% 以上由水组成，大脑所获取的所有信息都是通过脑细胞以电流的形式进行传送的，而水则是电流传送的主要媒介

脑科学专家总结出以下餐前喝水的六大好处：

（1）提高免疫力。可以提高免疫系统的活力，对抗细菌侵犯。

（2）提高注意力。能帮助大脑保持活力，把新信息牢牢存到记忆中去。

（3）抗失眠。水是制造天然睡眠调节剂的必需品。

（4）抗抑郁。能刺激神经生成抗击抑郁的物质。

（5）预防疾病。能预防心脏和脑部血管堵塞。

（6）抗癌。使造血系统运转正常，有助于预防多种癌症。

下面为你推荐一个"喝水日程表"，可供参考。

6：30——经过一整夜的睡眠，身体开始缺水，起床之际先喝 250 毫升的水，帮助肾脏及肝脏解毒。

8：30——清晨从起床到办公室的过程，时间总是特别紧凑，情绪也较紧张，身体无形中会出现脱水现象，所以到了办公室后，先别急着泡咖啡，先喝一杯至少 250 毫升的水。

11：00——在办公室工作一段时间后，一定得趁起身活动的时候，再给自己倒一杯水——这是一天里的第三杯水，以补充流失的水分，有助于放松紧张的工作情绪。

12：50——用完午餐半小时后，喝一些水，可以加强身体的消化功能。

15：00——以一杯健康矿泉水代替午茶与咖啡等提神饮料，能够提神醒脑。

17：30——下班离开办公室前，再喝一杯水，增加饱足感，待会儿吃晚餐时，自然就不会暴饮暴食。

22：00——睡前 1 至半小时再喝上一杯水，今天你已摄取 2000 毫升的水量。不过别一口气喝太多，以免晚上因上洗手间而影响睡眠质量。

吃淡食是养护大脑的另一个关键，专家们研究提示，摄盐量过高可使脑卒中的发生率增加，虽然食盐与脑卒中的这种关联机制目前尚

起床后先刷牙后喝水

早晨起床后，先喝一杯白开水已经成了大多数人都认可的常识，人们觉得这样既清肠，又能将唾液中的消化酶带进肠胃，吃东西时，可以更充分地分解食物。但实际上，不少人都忽视了一点，那就是喝水前最好先刷牙。

不可否认，早晨起来喝白开水是一种健康的生活习惯，但是，喝水之前，我们要做的第一件事应该是刷牙。因为夜晚睡觉时，牙齿上容易残存一些食物残渣或污垢，当它们与唾液的钙盐结合、沉积后，就容易形成菌斑及牙石，如果直接喝水，会把这些细菌和污物带入人体。

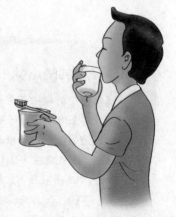

不过，有些人可能会说，如果先刷牙，就会把唾液里的消化酶刷走，岂不可惜？

其实，唾液里的消化酶只有在吃东西的时候，才有分解消化食物的作用，不吃东西时，它处于"休息"状态。而人们在睡觉时，唾液分泌本就很少，因此产生的消化酶也很少。并且，人体的肠胃道里本身就有消化酶，唾液产生的只是很少一部分，它的消化作用微乎其微，即使在刷牙时被刷去，也不会影响人体对食物的消化。

每次刷牙后必须用清水把牙刷清洗干净并甩干，将刷头朝上置于通风干燥处。

不十分明了，但减少摄盐量，不仅能使血压下降，而且还可减轻动脉硬化的程度，从而可以有效地降低脑卒中的发生率。淡食的标准是：青少年每天吃盐不要超过 4 克，成人每天吃盐不要超过 6 克。

我们在饮食的时候要充分考虑到大脑的需要，有意识地适应清淡口味。平日煮菜时最好使用新鲜的材料，避免食用罐头和腌制的食物，如咸鱼、腊味、腌菜等。另外，配料亦要以天然为主，例如多采用蒜茸、姜、葱等，少用盐、豉油和鸡粉。某些种类的酱油、味精、咸菜、香肠以及熏肠制品等加工食品都是高盐食物，也应少吃。

亚麻酸：健脑益智最管用

α-亚麻酸是维持大脑和神经功能所必需的物质，它能够促进脑内核酸、蛋白质及单胺类神经递质的合成，对于脑神经元，神经胶质细胞，神经传导突触的形成、生长、增殖、分化、成熟具有重要的作用。

虽然 α-亚麻酸是人体健康必需的一种必需营养素，但却普遍缺乏、急需补充。α-亚麻酸是构成细胞膜和生物酶的基础物质，对人体健康起决定性作用，其在大脑固体总质量中占 10%，在负责学习的海马细胞中占 25%，在脑神经及视网膜的磷脂中占 50%。每日补充 1300 毫克 α-亚麻酸，大脑智力水平将直接提高 20% ~ 30%。

α-亚麻酸比 DHA 等作用更强、更安全，α-亚麻酸在体内可转化为 DHA、DPA、EPA 等，而补充 DHA 等只能起到部分作用。从生物学的专业角度来说，α-亚麻酸是 DHA 的

·养脑小贴士·

我们常吃的核桃可为大脑提供充足的亚油酸、亚麻酸等分子较小的不饱和脂肪酸，能够排除血管中的杂质，提高脑的功能。含亚麻酸丰富的食物有红花油、葵花子油、大豆油、玉米油、芝麻油、花生油、茶油、菜籽油，另外葵花子、核桃仁、松子仁、杏仁、桃仁等食物中亦含有较多的亚油酸。

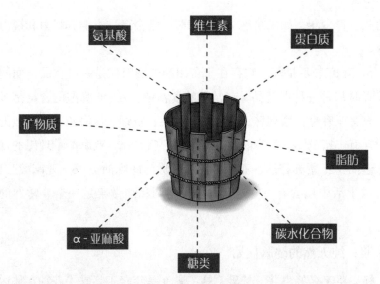

　　如果把这八大类营养物质比作木板，由它们共同组成一个木桶，那么对所有人而言 α-亚麻酸都将是最短的一块板，它的高度直接决定健康和营养的水平。人体缺乏 α-亚麻酸，维生素、矿物质、蛋白质等营养素就不能被有效吸收和利用，进而造成营养流失。

母体。α-亚麻酸的衍生物 DHA 是大脑的重要物质，它能够增进大脑神经膜、突触前后膜的通透性，使神经信息传递通路畅通，提高神经反射能力，进而增强人的思维能力、记忆能力、应激能力。α-亚麻酸对于提高儿童智力和防止老年人大脑衰老都是必需的；对于学生来说，大脑必须获得足够的 DHA 才能有很好的智力和记忆能力，否则即使刻苦学习，大脑细胞也得不到良好的刺激及生长发育，因此每天必须摄入足够的 α-亚麻酸，这样才能有效地提高学习成绩。

　　α-亚麻酸对于孕妇与幼儿同样具有健脑作用，如果孕妇缺少 DHA，胎儿脑细胞数必然不足，严重时会引起智力障碍或流产。所以孕妇必须获得足够的 α-亚麻酸，才能够通过母体将其衍生物 DHA 输送到胎儿大脑，这对于胎儿大脑的初期发育具有极其重要的作用。

　　人体一旦缺乏 α-亚麻酸，还会引起人体脂质代谢紊乱，导致免疫力降低、健忘、疲劳、视力减退、动脉粥样硬化等症状的发生。尤其是婴幼儿、青少年，如果缺乏 α - 亚麻酸，就会严重影响其智力和视力的发育。

α - 亚麻酸不是药，它存在于食用油中的时候是一种食品，而制作成胶囊时却是一种保健品。在常见的食物中，α - 亚麻酸的含量是极少的，只有亚麻籽、紫苏籽、火麻仁、核桃、蚕蛹、深海鱼等极少数的食物中含有丰富的 α - 亚麻酸及其衍生物。富含 α - 亚麻酸最理想的食品或保健品是：紫苏籽油、亚麻籽油（或称为胡麻油）、α - 亚麻酸胶囊。在日常生活中用含有 α - 亚麻酸的食用调和油做菜是一个非常好的选择。

蜂王浆：纯天然的健脑佳品

蜂王浆又名蜂皇浆、蜂乳、蜂王乳，是年轻工蜂吃了花粉在体内消化吸收后，再从工蜂头部王浆腺分泌出来的珍贵浆液。蜂王浆中含有极其丰富的氨基酸、蛋白质、维生素、矿物质等生物活性物质，还含有一种特殊的不饱和脂肪酸——10- 羟基癸烯酸（10- HDA），具有很强的杀菌、延缓衰老的作用。

蜂王浆的蛋白质含量很高，也富含人体所需的必需氨基酸，其营养价值比蜂蜜高。蜂王浆能促进人体生长发育，还有延年益寿、改善食欲、增强人体的新陈代谢和造血的功能。

（1）健脑益智。蜂王浆中的磷质类、类固醇和有机物质，对神经系统及身体发育有促进作用。此外，磷质类可提高大脑记忆力，增强大脑活动。发育欠佳的少年、高考前的学生及老年人，服用王浆是很有益处的。鲜王浆中的牛磺酸（每 100 克含游离牛磺酸 14.09 毫克，总含量平均值为 20.8 毫克）远远高于母乳（每 100 毫升初乳含牛磺酸 5.2 ~ 6.0 毫克，常乳含 3.3 ~ 4.6 毫克）。蜂王浆里丰富的

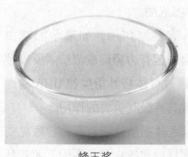

蜂王浆

牛磺酸，不仅有益于成年人的保健，而且对促进儿童的大脑发育有重要作用。

（2）增强人体免疫力。人体免疫力下降，是导致人体衰老和死亡的重要原因。而蜂王浆中含有的王浆酸、牛磺酸、维生素和微量元素可以提高机体免疫力。

（3）清除自由基。自由基过多可造成人体组织、血管损伤，加速人体老化。蜂王浆中含有的超氧化物歧化酶（SOD），是自由基的主要清除剂，再加上它含有丰富的维生素 A、维生素 C、维生素 E 和硒、锌、铜、锰、镁等微量元素，堪称是天然的抗氧化剂，有助于清除人体代谢过程中所积累的过多自由基，达到延年益寿的目的。

（4）蜂王浆可以调整人体的内分泌。药理研究发现，蜂王浆具有可兴奋性功能，并有促进肾上腺皮质激素的作用，这对保健养生都是有益的。

（5）抑制脂褐素。随着年龄的增长，人体内一些细胞中的脂褐素蓄积量逐渐增多，从而引起细胞死亡，使机体衰老。而蜂王浆能使机体内过氧化脂质和心肌细胞脂褐素水平明显下降，同时它所含有的大量活性物质能激活酶系统，将脂褐素排出体外。

健脑导航

● 王浆虽好，妇孺不宜

现在很多女性到了更年期会出现激素水平下降，免疫力下降，容易烦躁等问题，因此喜欢吃一些保健品。如今市面上许多女性保健品都含有一定量的雌激素，而摄入过多的雌激素会导致乳腺增生，甚至诱发乳腺癌。

还有些家长为了给孩子提高免疫力，增加食欲，增长身高，不惜高成本购买各种保健药、补药，如花粉、蜂王浆、人参、鸡粉、牛初乳等，有些保健药内含一定量的激素，很快就把孩子"催熟"了，导致孩子性早熟。性早熟患儿多伴有骨骼提前发育、骨骺提前闭合的症状，因而导致孩子最终身高偏低。

（6）保持营养平衡。营养平衡是维持人体健康最重要的因素之一。蜂王浆能补充人体必需的营养物质，调节机体生理功能和物质代谢，增强免疫力，防治多种老年病，从而起到健身、祛病、抗衰老和延年益寿的作用。

> **·养脑小贴士·**
>
> 很多人单一服用蜂王浆会觉得很难咽，因此可用蜂蜜两份、鲜蜂王浆1份混合后用温开水冲服。食用时，最好将蜂王浆放入口中含服，慢慢咽下，使人体充分吸收。此外，为了能有较好的吸收率，最好在早饭前或是晚上临睡前食用。

实践表明，蜂王浆不仅能健身、祛病、延年益寿，而且具有防治皮肤病和养颜美容的作用。分析表明，蜂王浆中含有人体必需的蛋白质，其中清蛋白约占2/3，球蛋白约占1/3；含有20多种氨基酸，16种以上的维生素，多种微量元素以及酶类、脂类、糖类、激素、磷酸化合物等，另外还有一些未知物质。这样丰富的营养滋补佳品，内服后可以强身壮骨，延年益寿，防止衰老，并且可以促进和增强表皮细胞的生命活力，改善细胞的新陈代谢，防止代谢产物的堆积，防止胶原、弹力纤维变性、硬化，滋补皮肤，使皮肤柔软、富有弹性，使面容滋润，从而延缓皮肤的老化。

（7）具有核酸作用。蜂王浆中含有丰富的核酸，而核酸是人类最基本的"生命源"，没有核酸就没有生命。如果人体内核酸含量不足，就会影响细胞的分裂速度，引起细胞缺失，使蛋白质合成缓慢，导致机体损伤、病变、衰老，甚至死亡。

牛磺酸：维持大脑运作的重要能量

牛磺酸（Taurine）又称 α - 氨基乙磺酸，最早从牛黄中分离出来而得名。纯品为无色或白色斜状晶体，无臭，化学性质稳定，可以溶于乙醚等有机溶剂，是一种含硫的非蛋白氨基酸，在体内以游离状态存在，不参与体内蛋白的生物合成。

健脑导航

● 补充牛磺酸，小心海鲜不适症

一般食用海鲜所引起的不适症，如常见的呕吐、腹泻、腹痛、皮肤痒等症状。中医辨证治疗上，若属于湿热型的肠胃症状，可用藿香正气散，加上葛根芩连汤，有利湿、清热、理气的作用。

而吃海鲜引起的皮肤瘙痒，在中医则认为多属于湿热型体质者，患者会皮肤红痒，有水疱渗出物，愈抓愈痒，甚至有小脓疱。治疗应清热利湿、祛风止痒，可用消风散，加上黄连解毒汤。而湿阻型者会有身体乏力、胸闷、腹胀、大便软、皮肤红痒等症状，治疗以健脾、益气、利湿为主，可用胃苓汤，加上地肤子、白鲜皮、土茯苓。

牛磺酸有助于脑部细胞神经的扩散，稳定细胞膜中钾、钠、镁、钙、硫等离子，可帮助大脑传递讯息、提高大脑的活力。

牛磺酸在脑内的含量丰富、分布广泛，能明显促进神经系统的生长发育和细胞增殖、分化，且呈剂

· 养脑小贴士 ·

牛磺酸多见于海鲜中，但过敏或痛风体质者并不适合吃海鲜，否则可能会加重过敏症状或引发痛风。

量依赖性，在脑神经细胞发育过程中起重要作用。研究表明，早产儿脑中的牛磺酸含量明显低于足月儿，这是因为早产儿体内的半胱亚磺酸脱羧酶（CSAD）尚未发育成熟，合成的牛磺酸不足以满足机体的需要，而需由母乳补充。母乳中的牛磺酸含量较高，尤其初乳中的含量更高。如果补充不足，将会使幼儿生长发育缓慢、智力发育迟缓。牛磺酸与幼儿、胎儿的中枢神经及视网膜等的发育有密切的关系，长期用单纯的牛奶喂养，易造成牛磺酸的缺乏。

在牛磺酸与脑发育关系的动物实验研究中发现，牛磺酸可促进大白鼠的学习与记忆能力。补充适量牛磺酸不仅可以加快学习记忆速度，而且还可以提高学习记忆的准确性，并且对神经系统的抗衰老也有一定作用。

牛磺酸几乎存在于所有的生物之中，含量最丰富的是海鱼、贝类，如墨鱼、章鱼、虾，贝类的牡蛎、海螺、蛤蜊等。鱼类中的青花鱼、竹荚鱼、沙丁鱼等牛磺酸含量也很丰富。在鱼类中，鱼背发黑的部位牛磺酸含量较多，是其他白色部分的 5~10 倍。因此，多摄取此类食物，可以较多地获取牛磺酸。牛磺酸易溶于水，因此进餐时同时饮用鱼贝类煮的汤是很重要的。在日本，有用鱼贝类酿制成的"鱼酱油"，富含牛磺酸。除牛肉外，一般肉类中牛磺酸含量很少，仅为鱼贝类的 1%～10%。

蛋白粉：补充维持大脑发育的基础物质

近年来，蛋白粉成为保健市场的新宠。怀孕准妈妈听说吃蛋白粉能使宝宝长得壮一点，家长们期望蛋白粉能给学习压力大的孩子"补充精力"，老年人更是将"增强身体素质，提高免疫力"的希望寄托在蛋白粉上……

目前市场上常见的蛋白粉产品，主要有乳清蛋白粉、植物性蛋白粉（即大豆蛋白粉）、酪蛋白粉，以及大豆蛋白粉和乳清蛋白粉的混合性蛋白粉这四大类。其中，以大豆蛋白粉和乳清蛋白粉最为常见。

大豆蛋白粉就是从大豆中提炼出来的，其价格相对便宜。乳清蛋白粉是从牛奶中提炼出来的，牛奶中的蛋白质，只有 20% 是乳清蛋白。而乳清蛋白在营养价值、消化吸收率等方面，都大大优于其他类型的蛋白质，因此乳清蛋白粉比较贵。

· 养脑小贴士 ·

蛋白粉并非一种适于所有健康个体的补充剂，对于个人是否该吃蛋白粉，应该听从营养师或医生的建议。

蛋白质有促进伤口愈合，促进人体生长发育等作用。人体要从食物中摄取蛋白质并不困难，不需要也不应该用蛋白粉来替代高蛋白食物。因为，高蛋白食物除了含蛋白质外，还有其他营养素，如牛奶含有丰富的钙和维生素，鱼肉则含有不饱和脂肪酸，瘦肉则含有铁，大豆含有不饱和脂肪酸、维生素、矿物质和纤维素等。纯蛋白粉有不含脂肪、不易使人体发胖的优点，所以，蛋白粉非常适合不敢吃肉、怕囤积脂肪的人士食用。

每种蛋白质都具有独特的化学结构，只有保持了其化学结构的完整性，蛋白粉才能有效发挥生物学作用。因此，食用蛋白粉一定要用50℃以下的温开水冲调；若需在炒菜或汤水中加入蛋白粉，以增加膳食中蛋白质的摄入，应在起锅冷却后再加入。只有这样蛋白粉才会保持良好的生物活性，为您的健康带来真正的益处。

一个正常成年人，每天需要的蛋白质约为 60 克。理论上，如果能做到膳食平衡，就没有必要通过吃蛋白粉来补充蛋白质了。因此，对于普通人士，首先应尽可能调整生活和工作状态，把一日三餐吃好，尽量做到均衡饮食，不挑食、偏食，这样不仅可以获得足够的蛋白质，还可以获得全面、均衡的营养。

蛋白粉的营养价值已经深入人心，但是由于蛋白质具有特殊的理化特性和生物学特征，食用者必须掌握正确的食用方法才可以最终受益。

进食蛋白粉时，首先要注意的问题是不可过量，每天 10～20 克即可，应随餐食用，特别是要与富含碳水化合物的食物同食。这是因为，如果只摄入优质蛋白而不摄入主食，那么，摄入的蛋白就会被机体作为能量消耗掉，这就相当于没有补充蛋白质。

对于吸收功能差，或蛋白质需要量大的住院或手术等特别人群，可以通过验血了解自己是否缺乏蛋白质。如果验血发现血浆蛋白含量下降，则提示机体缺乏蛋白质，此时应在医生指导下补充蛋白粉。

氨基酸：大脑运转的必备物质

氨基酸是组成大脑的重要物质，氨基酸在大脑中的含量高达90%以上。人之所以聪明、智慧，与其硕大的大脑分不开，而且人在进化的过程中，掌握了获取蛋白质（由氨基酸组成）的本领，因此头脑发达、智商极高，逐渐主宰了这个世界。

尽管大猩猩和人类比较接近，但由于脑容量小，智商只有 3 岁小孩的水平。由此可见，大脑中氨基酸含量的多少，决定了人的智力和记忆力的高低，补脑、提高记忆的关键是补足氨基酸营养。

必需氨基酸是指人体（或其他脊椎动物）不能合成或合成速度远不能适应机体的需要，必须由食物蛋白来供给，这些氨基酸称为必需氨基酸。必需氨基酸共有 8 种，其作用分别是：

蛋氨酸（又叫甲硫氨酸）（Methionine）：参与组成血红蛋白、组织与血清，有促进脾脏、胰脏及淋巴的功能。

赖氨酸（Lysine）：促进大脑发育，是肝及胆的组成成分，能促进脂肪代谢，调节松果体、乳腺、黄体及多卵巢，防止细胞退化。

苏氨酸（Threonine）：有转变某些氨基酸达到平衡的功能。

苯丙氨酸（Phenylalanine）：参与消除肾及膀胱功能的损耗。

亮氨酸（Leucine）：作用是平衡异亮氨酸。

异亮氨酸（Isoleucine）：参与胸腺、脾脏及脑下腺的调节以及代谢。脑下腺属总司令部，作用于甲状腺、性腺。

缬氨酸（Valine）：作用于黄体、乳腺及卵巢。

氨基酸营养丰富，可以全面提供大脑发育所需的营养。儿童处于生长发育的高峰期，大脑发育也正处于高峰期。此时如果大脑营养不足、不均衡，将会给孩子的成长带来障碍，出现记忆力低下、智力障碍、痴呆等可能。经过科学家研究发现，大脑中的"记忆素"含有 7 种氨基酸，这 7 种氨基酸能持续高效补充大脑所需的营养，提供大脑基础的思维和记忆物质。

大脑中的氨基酸每隔 3 小时就要更新一次，脑力劳动者对氨基酸的需求很大。学生由于过度用脑，如果营养补充不及时的话，容易造成失眠、大脑疲惫、思维迟钝、注意力不集中。因此，补充充足的氨基酸营养，补充大脑动力，可以满足脑力劳动者的需要。

如果 7 种氨基酸中有一种缺乏或不足，就像"短板理论"那样，所有的记忆物质合成都将受到限制。小孩由于消化系统未发育完全，还容易偏食挑食,这样就会导致营养不均衡或缺乏。因此,额外补充氨基酸营养就成为孩子补脑的首选,保持氨基酸营养充足、均衡对促进孩子大脑发育很有必要。

氨基酸含量比较丰富的食物有鱼类、蚕蛹、鸡肉、冻豆腐、紫菜、鳝鱼、泥鳅、墨鱼、章鱼、海参等。另外,像牛肉、鸡蛋、黄豆、银耳和新鲜果蔬、动物内脏、瘦肉、鱼类、乳类、山药、藕、豆类、豆类食品、花生、杏仁、香蕉等,也有一定的氨基酸。

各类维生素:大脑必需的补给

维生素是大脑代谢的重要营养素,其中对脑有较大影响的且易缺乏的是维生素 A、维生素 B_1、维生素 C 和维生素 E。我们可以从以下日常食物中获得这些维生素。

富含维生素 A 的食物,主要有动物的肝脏、鱼类、海鲜、鸡蛋、奶油、牛奶等。

富含维生素 B_1 的食物有面粉、玉米、豆类、西红柿、辣椒、梨、苹果、哈密瓜等。

维生素 C 广泛存在于各种新鲜水果及蔬菜中,如柑橘、草莓、猕猴桃、番茄、豆芽、白菜、青椒等。另外,还可口服维生素 C 片。

维生素 E 广泛存在于绿色植物中,尤其是各种天然植物油中,如核桃、糙米、芝麻、花生、黄豆、玉米等。

· 养脑小贴士 ·

除了上述几种维生素外,其他维生素一般不会缺乏,除非患有某种疾病时,才可考虑使用某种维生素。服用期限及剂量等,最好向医生咨询。

儿童补脑益智食谱

一个人智力的 1/2 在 4 岁前完成,3/10 在 4 ~ 8 岁这个年龄段完成,

1/5 在 8 ~ 17 岁这个年龄段完成。关于大脑的重量，1 岁是出生时的 2 倍，2 岁是出生时的 3 倍，约占成人脑重的 75%，3 岁时即已接近成人脑重。脑科学研究认为，脑在基因决定下从受精卵伊始到出生后不停地发展，但在不同时期速度不同，不仅有快慢之分，且在特定时期有质的飞跃。

因此，儿童早期脑发育对人类发展具有重要影响。医学研究已经证实，促进儿童早期脑发育将对他的一生产生有益的影响，而脑发育所需的营养是保证健康发育的决定性因素。

儿童是一个特殊的群体。其特殊性就表现在他们正处于身体、大脑的发育期，所以充足、合理、适量的营养（蛋白质、脂肪、多种矿物质和维生素）是儿童脑发育的重要保护因素。特别是牛磺酸、多不饱和脂肪酸、维生素 A、叶酸、碘、铁、锌、硒、钙等对早期脑发育十分重要。

下面介绍一些可以促进儿童大脑发育的具体食谱：

保健应用 苹果柳橙汁

原料： 苹果100克，柳橙3个。

做法：

（1）柳橙切半。用榨汁机榨出柳橙汁。

（2）苹果去皮后切小块，放入榨汁机中；与柳橙汁搅拌均匀，即可。

功效： 苹果可益智，柳橙抗氧化，两者结合可以帮助脑细胞迅速补充葡萄糖。

保健应用 杞子山药炖猪脑

原料： 枸杞子10克，怀山药30克，猪脑250克。

做法： 将猪脑去筋膜、洗净，与怀山药、枸杞子同放锅中，加水适量，炖熟即可。

功效： 健脑益智、助消化。

保健应用　鳝鱼猪肝汤

原料: 鳝鱼片、猪肝各250克,枸杞子20克,何首乌30克,猪油、葱花、酱油、淀粉、料酒、盐、味精各适量。

做法:

(1) 将鳝鱼片、猪肝分别洗净切细;何首乌煎汁;枸杞子捣碎。

(2) 鳝鱼加何首乌汁、适量清水,用小火煨炖至熟,加入料酒、猪油、精盐、味精;猪肝中加入由枸杞子末、葱花、酱油、淀粉、清水少许共调成的芡汁,掺入鳝鱼汤内拌匀,等猪肝炖熟,加入味精即可。

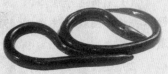

鳝鱼

特点: 汤鲜味美。

功效: 有补脑、益智、壮骨的功效,适用于因大脑发育不良所致智力低下等症。此汤可补脑、益智、壮骨,尤其适合小学生食用。

保健应用　龙眼肉粥

原料: 龙眼肉30克,粳米60克,核桃5枚,白糖20克,各种佐料少许。

做法:

(1) 龙眼肉洗净,切成小块。

(2) 粳米冲洗干净。

(3) 将粳米、龙眼肉、核桃放入锅中,加水约700克,置炉火上煮至米烂开花,粥汁黏稠时离火,再将白糖放入,搅匀即可食用,每日可食1~2次。

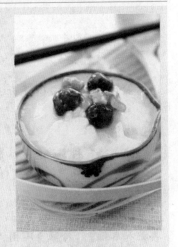

特点: 甜香可口。

功效: 益心脾,安心神,适用于有心悸、失眠、健忘、贫血等症者。健康人食用能提高记忆力,增强体质。

保健应用 桂圆莲子粥

原料： 桂圆肉10克，去心莲子20克，圆糯米60克，红枣6克，冰糖适量。

做法：

（1）先将莲子洗净，红枣去核，圆糯米洗净，浸泡在水中。

（2）莲子与圆糯米加600毫升的水，小火煮40分钟，加入桂圆肉、红枣再熬煮15分钟，加冰糖适量，即可食用。

特点： 甜香适口。

功效： 该粥制作简单，营养丰富，有补血安神，健脑益智，补养心脾的功效，对失眠、记忆力减退、贫血有较好的疗效。

保健应用 牛奶芝麻布丁

原料： 鲜牛奶400毫升，黑芝麻粉30克，吉利丁7.5克，细砂糖25克，玉米粉10克。

做法：

（1）将吉利丁放在冷水中至软，再挤出多余的水分备用。

（2）黑芝麻、玉米粉、细砂糖、牛奶放入果汁机中搅拌均匀，再倒入锅中，以小火加热至开。

（3）加入吉利丁，趁热搅拌至溶化，再将布丁液倒入模型内降温，再放入冰箱中，冷藏至凝固，取出后即可食用。

特点： 香甜滑爽。

功效： 黑芝麻可健脑益智，牛奶又是儿童生长发育必不可少的佳品。

保健应用 红枣山药粥

原料：红枣、山药、大米、薏苡仁、红糖各适量。

做法：

（1）将大米同薏苡仁一起洗净倒入锅中大火烧开，转小火慢煮。

（2）将山药去皮洗净，大枣洗净去核。山药去皮后黏液会对手部皮肤有一定的刺激性，如果皮肤比较敏感的人，可以将未去皮的山药洗净，用保鲜膜包好，放在微波炉中用中火加热 2 分钟。晾凉去皮待用。经过处理后的皮极易去除，而且没有刺激性。

（3）山药切块与红枣放入熬熟的米粥中，待粥黏稠后即可。食前放入红糖。

特点：香甜可口。

功效：山药性平，味甘，有健脾养胃，生津益肺，补肾涩精之功效；山药含有蛋白质、糖、氨基酸、钙、磷、铁、维生素等多种营养物质，有增进食欲，改善人体消化功能，增强体质、益智等作用。对于智力减慢或智力不足，而又兼有脾胃虚弱，消化功能差的儿童，山药是一味很好的补品。薏苡仁则可健脾益胃、补肺清热，祛风祛湿。

保健应用 西兰花鸡茸粥

原料：西兰花 30 克，鸡脯肉 100 克，白米一小杯，高汤适量，盐少许。

做法：

（1）西兰花洗净掰碎。

（2）鸡脯肉洗净用汤匙刮成泥。

（3）白米洗净沥干，加入菜末、肉泥和高汤；文火炖熟，食前加入少许盐即可。

功效：西兰花是近年营养界大力提倡的抗癌蔬菜，此外，还具有润五脏和壮筋骨的功效，是儿童成长中必不可少的健康蔬菜。

保健应用 海带绿豆粥

原料：海带50克，绿豆50克，糯米100克，冰糖适量，陈皮10克，姜丝5克。

做法：

（1）糯米和绿豆分别淘洗干净；陈皮用清水浸软后切丝；海带洗净后，切碎。

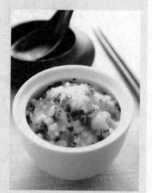

（2）砂锅中加入1500毫升清水，大火煮开，放入绿豆煮10分钟；加入糯米、海带片、陈皮丝和姜丝，大火煮沸后改小火继续煲40分钟左右至黏稠。

（3）加入冰糖，至糖溶化熄火即可。

特点：清香甜软，营养丰富。

功效：海带含有丰富的人体必需的矿物质营养，如磷、镁、钠、钾、钙、碘、铁、硅、锰、锌、钴等，有些是陆生蔬菜所没有的物质，而且它还含有丰富的硫黄酸，对保护视力和儿童大脑发育有重要的作用。绿豆具有健脑的作用，此粥具有清热解毒、凉血清肺的作用。如果长了毒疮或者上火起痘，喝这款粥很适合。

保健应用 莲子粉粥

原料：莲子粉50克，粳米100克。

做法：

（1）将莲子加水煮熟，切开，去壳，晒干，磨粉，备用。

（2）将粳米淘洗干净，与莲子粉同放入锅内，加清水适量。先用大火煮沸，再改用小火煮熬20~30分钟，以米熟烂为宜，可供早晚餐或做点心服用。

功效：有补脾胃、补养心气、健脑益智、消除疲劳的作用。

保健应用 南瓜熏肉浓汤

原料：南瓜200克，熏肉25克，洋葱75克，水400毫升，鲜牛奶适量，盐少许。

做法：

（1）将南瓜去籽（最好也去皮）、切小块，放入锅内蒸熟，取出后，将其中的果肉放入果汁机中备用。

（2）熏肉、洋葱切小块，放入水中煮沸，倒入果汁机中，和南瓜一起搅拌均匀，放回锅中继续加热，最后加入鲜奶拌匀，并加盐调味。

功效：南瓜含有钾、锌、胡萝卜素等营养元素，这些元素除了对能否顺利进行神经传导有影响力外，还能提高抵抗力，提高大脑清晰思考的能力。

保健应用 芝麻粳米粥

原料：黑芝麻50克，粳米100克，白糖适量。

做法：

（1）将黑芝麻洗净，捞出沥水，用小火炒香，倒出晾凉；粳米淘洗净。

（2）锅上火，加入适量清水、粳米，先用大火烧开，用文火煮至熟烂，放入芝麻、白糖，调匀后即可食用。

特点：甜香适口。

功效：粳米能滋养人体五脏、气血和精髓，气血充、精髓足则头脑强健，思维敏捷，记忆力强。芝麻是常用的健脑食品，含大量的不饱和脂肪酸及丰富的蛋白质、钙、铁等。两物合用成粥，有益智、补脾、健胃的功效。

青少年补脑益智食谱

青少年处于身体发育和学习文化知识的最佳阶段，这时候身体生长发育很旺盛，大脑的消耗量也非常大，需要补充大量的营养。补脑、健脑，最好的途径就是调整饮食，通过调整饮食可迅速改善大脑的疲劳状态。

下面列出具体食谱：

保健应用 枸杞子烧黄花鱼

原料：枸杞子20克，黄花鱼（重750克左右）1条，冬菇9克，蒜薹100克，冬笋50克，鸡蛋1个，香油100克，猪油、酱油各50克，醋、盐各少许，料酒、白糖各9克，荚粉适量。

做法：

（1）先将枸杞子、冬菇、冬笋、蒜薹等洗净，冬菇、冬笋皆切成片，蒜薹切成小段；黄花鱼宰杀去鳞、鳃、肠杂后洗净，鸡蛋打破入碗，加入粉（淀粉、面粉各半）后搅成糊，抹匀鱼身两面。

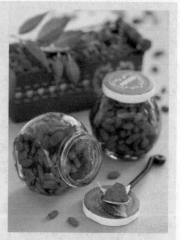

枸杞

（2）然后把锅置于旺火上，放入油烧至七成热时，手提鱼尾顺入锅中，将鱼炸成黄色；油倒出，锅中留油少许；随之加入适量高汤及各料，用小火收汁，勾入少量流水荚，见开即加入醋，铲匀起锅即成。

特点：味道鲜美。

功效：健脑益智，补虚明目，适用于肾精亏虚引起的记忆力减退，或失眠健忘、头晕目暗等症。

保健应用 炒桂花鱼肚

原料： 油菜100克，油发鱼肚100克，鸡蛋5个，油20克，盐8克，味精5克，水淀粉8克。

鱼肚

做法：

（1）鱼肚切成小的长条状，用高汤煨透后，沥去汤汁备用。

（2）油菜焯水后煸炒入味，码在盘中。

（3）把沥干水分的鱼肚，加入鸡蛋及调料一起搅拌均匀。

（4）炒勺上火，放入油，下入调好的鱼肚鸡蛋液，调慢火用手勺边推边炒，直至将全蛋液炒熟后，起锅装在炒好的菜当中即可。

特点： 鸡蛋鱼肚好似桂花，色泽淡黄，鱼肚绵软。

功效： 鱼肚属四大海味之一，被列入"八珍"之一。性平味甘，具有润肺健脾、补气活血之功效。

保健应用 豆瓣鲤鱼

原料： 鲤鱼1条600克，豆瓣酱2茶匙，蒜茸15克，姜粒15克，葱粒10克，白糖1/2茶匙，味精1/4茶匙，料酒1茶匙，老抽1/3茶匙，辣椒油100克，二汤200毫升，生粉1茶匙，香油少许。

做法：

（1）将鱼剞十字花刀，腌渍，放入160℃的热油中炸至金黄取出。

（2）锅中加入姜、蒜、豆瓣酱爆香，下二汤及调料烧沸，入鱼，用中小火焖透入味，收汁稠浓，装盘，原汁下辣椒油炒匀，起锅淋在鱼上，撒上葱花即可。

特点： 色泽红亮，汁浓味香。

功效： 可健脑益智，增强体质。

保健应用 虾仁土豆丸

原料：干虾仁50克，土豆800克，干香菇50克，芹菜梗20克，调味肉馅100克，高汤粉15克，面粉100克，面包糠150克，鸡蛋两个，植物油约700克（实耗300克），盐10克，白胡椒粉5克，生抽、香油各适量。

做法：

（1）土豆去皮蒸熟捣成泥，加入盐、高汤粉10克、白胡椒粉充分拌匀。

（2）香菇泡透切碎，加生抽、高汤粉5克抓匀。

（3）虾仁、芹菜梗分别切碎备用。

（4）开锅，倒入20毫升植物油、香油，至中温入香菇碎、虾仁碎炒3分钟（中火），再入肉馅炒熟，最后放芹菜梗稍炒起锅，加入土豆泥中拌匀。

（5）将拌好的土豆泥捏成丸子，扑上面粉，蘸上蛋液，再裹上面包糠，入中温油锅炸至表皮金黄即可捞出装盘。

特点：娇脆香酥，味鲜可口。

功效：健脑益智，尤其对青少年的脑部发育很有好处。

保健应用 鸡丝拌干豆腐

原料：熟鸡肉150克，干豆腐200克，青豆10粒，高汤少许，味精、姜丝、盐、蒜末、香油各适量。

做法：

（1）将熟鸡肉切成丝；干豆腐切成丝，用沸水氽好，用凉水投凉装盘。

（2）把鸡丝、青豆放在豆腐丝上面，加入姜丝，用开水烫一下。

（3）把高汤、盐、味精、蒜末、香油调成汁，浇入盘内即可。

特点：美味可口，清淡味鲜。

功效：高钙质、高热能、高蛋白、高铁质，可补充大脑所需的微量元素。

保健应用　鱼香肉丝

原料: 瘦猪肉150克,葱花60克,姜末3克,蒜末5克,泡红辣椒末20克,料酒4克,白糖10克,盐2克,酱油6克,醋8克,色拉油5克,豆粉适量。

做法:

(1)猪肉去筋膜切成厚约0.2厘米的大片,将肉片卷成筒状,用刀切成如火柴棍大小的肉丝,下1克盐、料酒及少许水在碗内抓匀后,再放入豆粉抓匀上浆。

(2)将白糖、酱油、盐、醋勾入碗内,加少量水和豆粉兑成味汁待用。

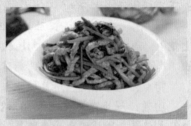

(3)锅置火上下油,烧至五六成热时将上浆码味的肉丝放入锅中,用锅铲迅速炒散,炒至肉丝伸展呈白色时,下泡辣椒末、姜末,炒香炒上色,即投入蒜末炒出香味、再下小葱花并倒入调好的味汁;以锅铲炒至菜肴紧汁亮油时出锅,并滴入几滴醋即可。

特点: 味甜微酸并咸辣。

功效: 营养丰富,健脑益智,可以补充维生素。

保健应用　枸杞子红枣煲鸡蛋

原料: 枸杞子30克,大枣8枚,鸡蛋2个。

做法:

(1)大枣热水泡软洗净,鸡蛋洗净,枸杞子洗净,在以上原料中加适量的水。

(2)砂锅开后,用文火煮30分钟即可(其间鸡蛋熟后去壳)吃蛋喝汤,每天吃一次。

功效: 枸杞性平、味甘,具有益气血、补虚劳、养肝明目等作用。大枣具有健脾和抗疲劳的作用,能增强人的耐力。此菜含氨基酸、多种维生素等,长期食用可提高人体免疫功能。

保健应用 清蒸鳎鱼段

原料： 鳎鱼中段500克，水玉兰片、水冬菇、肥猪肉、熟火腿各15克，味精2.5克，清汤300毫升，料酒15克，盐、葱、姜、花椒、明油各适量。

做法：

（1）鳎鱼剥去皮，洗净，在鱼段两面每隔4厘米剞上斜直花刀。

（2）猪肥肉、葱、姜、玉兰片分别切成丝；冬菇去蒂，切成丝，火腿切成丝。

（3）锅中加水烧沸，下入鱼段烫一下，捞出装盘，再下猪肥肉丝烫一下，捞出沥去水分。

（4）葱、姜、火腿、玉兰片各丝和烫好的猪肥肉丝相间摆在鱼段上，撒上花椒，浇上由料酒、味精、清汤、盐等兑好的汤，上屉蒸20分钟左右取出。蒸汁滗入锅中，烧沸，去净浮沫，调好口味，加明油浇在鱼段上即可。

特点： 色泽洁白，清鲜软嫩，味美可口。

功效： 鳎鱼每百克内含脂肪1.2克、蛋白质13.7克，且肉质细腻味美，尤以夏季所捕的鱼最为肥美，食之鲜肥而不腻，是健脑益智佳品。

保健应用 枸杞羊肉

原料： 羊腿肉500克，枸杞子10克，料酒8克，精盐3克，味精1克，葱段5克，姜片8克，花生油15克，羊肉汤适量。

做法：

（1）羊肉清洗干净，整块入开水锅内煮透，放在冷水内洗净血沫，切成3厘米大小的方块。

（2）锅置火上，放油烧热，下羊肉与姜片煸炒，烹入料酒后再煸炒，炒透后将羊肉同姜片一起倒入大砂锅内，放入枸杞子、羊肉汤、精盐、葱烧开，撇尽浮沫，加盖，用小火炖，待羊肉炖烂，拣去葱、姜，放入味精调味即成。

特点： 羊肉鲜嫩，味醇香不腻。

功效： 羊肉具有益气补虚、温中暖下之功效，和滋阴补血、益精明目的枸杞子共制成菜肴，具有益睛明目、补肾强筋的作用。

保健应用 椒盐糖醋排骨

原料：猪排骨250克，料酒2克，淀粉30克，味精0.5克，白糖25克，醋15克，花椒盐3克，熟猪油75克，酱油25克。

做法：

（1）将排骨洗净，切成肉条，用少量酱油、料酒、味精及部分淀粉调匀，拌好，腌渍1小时，使之入味。

（2）再把白糖、醋、酱油及少许清水调成糖醋汁，余下的淀粉加2倍水调成湿淀粉。

（3）锅置火上，先炸一次排骨，捞出，稍冷后，再炸一次，使排骨炸得透而均匀，捞出，放在盘里。

（4）再热油锅，将调好的糖醋汁倒入，煮开后，倒进湿淀粉勾成糖醋浓汁，淋上熟猪油，放在一个碗内。

（5）将花椒盐放在一个小盘里，吃的时候可蘸糖醋汁、花椒盐吃。

特点：肉香，别有风味。

功效：滋阴润燥，强筋健骨。治热病伤津，消渴羸瘦，燥咳便秘，下痢疮癣等症。但不可多食暴食，否则可动风生火，虚肥。此菜还含有丰富的铁，是补充铁质的良好来源，可为青少年的脑发育提供丰富的营养，还能防治缺铁性贫血。

保健应用 清蒸猪脑

原料：猪脑1只，黄酒、葱、姜、胡椒粉、盐、味精各适量。

做法：猪脑用水轻轻冲洗，揭去表面血膜，加上盐、胡椒粉腌渍片刻，放葱、姜、味精、黄酒，上屉蒸10～15分钟。

特点：软烂，味美，可口。

功效：猪脑富含钙、磷、铁，入肾经。补骨髓，益虚劳，治气弱血虚头晕。此蒸有补骨髓、补大脑、补肾脏的功效，常用可健脑益心。

保健应用 冬笋炒鸽片

原料： 鸽脯肉300克，鲜冬笋肉200克，蛋清1个，料酒、精盐、味精、菜油、葱段、胡椒粉、淀粉、湿淀粉、清汤各适量。

做法：

（1）鸽脯肉洗净，切成柳叶片，用料酒、精盐、味精拌腌一会儿，再用鸡蛋清、淀粉拌匀浆好；冬笋洗净，入沸水锅焯透，捞出过凉，切成3厘米长的薄片。

（2）锅置中火上，放菜油烧至四成熟时，投入鸽片划散，倒入漏勺沥油；锅内留底油，置火上烧热，下葱段煸香，放入笋片、鸽片翻炒，烹入料酒，加入清汤、精盐、味精、胡椒粉，用湿淀粉勾芡，出锅盛盘即可。

功效： 补五脏，益气血。用于消渴羸瘦，气短乏力，体质虚弱，饮食减少等症。冬笋味甘性寒，具有"刮九窍，通血脉，化痰涎，消食胀"等功效。鸽肉不但营养丰富，还有壮体补肾，生肌活力，健脑补神，提高记忆力，降低血压，调整人体血糖，养颜美容，皮肤洁白细嫩，延年益寿的功效。

保健应用 木耳黄瓜汤

原料： 干木耳5克，黄瓜100克，色拉油10克，酱油5克，麻油5克，精盐3克，味精1克。

做法：

（1）将黄瓜削去外皮，切成片；木耳用温水泡发后，择去硬蒂，洗净。

（2）锅中放油烧热，放入木耳略炒，加入清水700毫升和酱油烧开，然后倒入黄瓜片；待黄瓜煮熟时，加入精盐、味精、麻油调好味即可。

特点： 味道鲜美，汤清爽口。

功效： 木耳能增强机体免疫力，也具有益智健脑的作用。黄瓜是最常食用的一种食蔬，它脆嫩清香，味道鲜美，而且营养丰富。黄瓜含有多种维生素，是护肤美容的佳品，可以有效对抗皮肤老化，减少皱纹的产生，并可防治唇炎、口角炎，并有清热、解渴、利水、消肿之功效。

保健应用 牡蛎豆腐汤

原料: 鲜牡蛎肉200克, 嫩豆腐200克, 花生油、虾油、味精、盐、葱丝、蒜片、湿淀粉各适量。

做法: 将牡蛎肉洗净, 切成薄片; 豆腐洗净切丁; 锅置火上, 放入花生油烧热, 下蒜片煸香, 倒入虾油, 加水烧开, 加入豆腐丁、精盐烧开, 加入牡蛎肉、葱丝, 用湿淀粉勾稀薄芡, 点入味精即可。

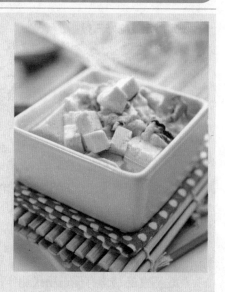

特点: 鲜美可口。

功效: 补充优质蛋白, 有益智健脑、清热解毒、滋润肌肤的功效。

保健应用 奶油西红柿汤

原料: 鲜肉汤200毫升, 番茄酱10克, 鲜西红柿1个, 油面酱5克, 盐、胡椒粉、香叶各少许, 人造黄油5克, 鲜奶油5克。

做法:

(1) 烧滚开水, 将西红柿烫一下, 剥去外皮, 放净板上, 去净籽粒, 改刀切成小方丁, 备用。

(2) 将炒锅放入旺火上, 烧热, 放入人造黄油, 加番茄酱、香叶, 转用小火慢慢炒至色紫红, 加入鲜肉汤, 大火烧沸后, 加入油面酱, 搅拌均匀, 复转用小火煮约10分钟, 即成西红柿汤。

(3) 用消毒净纱布将西红柿汤滤清, 再将汤锅坐入火上, 煮沸, 加入鲜西红柿丁, 调入盐、胡椒粉、人造黄油, 最后加入鲜奶油即好。

特点: 色泽红润, 味辣微酸, 十分鲜美。

功效: 可增强记忆力, 促进脑发育。

·青少年健脑饮食要点·

定时定量吃好三餐

定时定量吃好三餐是保证脑血糖供给的重要措施，成人在短时间饥饿状态下还能优先保障大脑的血糖供应，而青少年大脑耐受力低，如果处于饥饿状态下，注意力就会明显涣散，记忆力也会下降，思维会变得迟钝，遗忘率增高。

多吃蔬菜水果

绿叶蔬菜或橙红色蔬菜，是胡萝卜素、维生素B和维生素C的重要来源。绿叶菜里还含有叶酸，它能和维生素B_{12}共同合成脱氧核糖核酸，促进脑的发育。所以，多吃绿叶菜，对先天愚钝儿童的智力开发有重要作用。

多吃瘦肉、鸡蛋、鱼虾、牛奶、豆类和豆制品等含优质蛋白的食品

这些食品都含有促进脑代谢作用的优良蛋白质。例如大豆中不仅必需氨基酸含量高，还含有大量的卵磷脂。以卵磷脂为原料合成的乙酰胆碱，是人脑中的记忆素，有兴奋大脑、改善记忆的作用。鸡蛋不仅含有卵磷脂，还含有与大脑代谢密切相关的钙、磷、锌、铁，以及维生素A、维生素D和维生素B族。所以，少男少女最好每天能吃1～2个鸡蛋，并尽量多吃豆制品。

适当吃些坚果类食品，如花生、核桃、葵花子等

这些坚果类食品含有丰富的卵磷脂、不饱和脂肪酸、钙、磷、铁等，对大脑的健康发育很有好处。

中年人补脑食谱

很多中年人有记忆力不如年轻时的感觉。然而，如果中年人多吃益脑食物，保持膳食平衡，可以有效地延缓大脑的衰老过程。

那么，中年人应该怎么保持膳食平衡呢？

调查发现，我国中年人由于饮食习惯的原因，普遍存在缺钙的现象。从全国平均情况来看，中年人钙的供给量只达到了50%。因此建议中年人要常吃奶类、豆类食品。从营养学的角度上讲，中年人的日常食物要多样化，因为现在很多人的营养素缺乏都是因为食物搭配不合理造成的。

另外，还应纠正一些进补误区，比如很多人一提到进补，首先想到的就是鱼和肉，实际上不同的鱼和肉的营养价值也不同，中年人可根据自身需要，选择适合的肉类。

要想饮食均衡，还需要摄入多种瓜果和蔬菜，只有这样，各种成分的营养摄入才会是合理的。中年人体内负责脂肪代谢的酶和胆酸逐渐减少，对脂肪消化吸收和分解的能力随年龄的增长日趋降低，因而限制脂肪的摄入是有必要的，所以特别要控制动物脂肪，增加植物脂肪。

另外需要强调的是，膳食结构虽然很重要，但适量的体育运动也是必不可少的，它是改善体质的有效途径，这一点中年人应时刻牢记。

下面列出具体食谱：

保健应用　黄豆排骨汤

原料：猪排骨250克，黄豆100克，苦瓜100克，八角、花椒、桂皮、盐各适量。

做法：

（1）先用水浸泡黄豆2小时；排骨洗净、斩块、焯水。

（2）将砂锅中加清水约500毫升，把黄豆、排骨放入锅内，旺火煮沸。

（3）加入八角、桂皮、花椒，改小火煲2小时左右，出锅前10分钟加入苦瓜、盐调味。

特点：汤清肉嫩，骨酥豆烂，汤味鲜香，营养丰富。

功效：苦瓜清热消暑，黄豆含有多种人体必需的磷、植物性蛋白、维生素B族、维生素E等，能调节大脑神经，有增强智力的功效；排骨含有大量磷酸钙、骨胶原、骨黏蛋白，是补脑强身绝佳食品。常服此汤能解除大脑疲劳带来的一系列症状。

保健应用 鸡蛋金针汤

原料： 金针菇1袋，鸡蛋1个，海带50克，细葱3根，蒜末1/2大匙，盐2/3小匙，小干鱼高汤2杯。

做法：

（1）金针菇去根部洗净，海带泡水切丝，小葱切葱花。

（2）鸡蛋打开，放入葱花搅匀。

（3）锅中倒入高汤煮开。

（4）汤沸腾后放入海带和蒜末，用盐调味后放入金针菇。

（5）将蛋液从锅边倒进去。

特点： 清香爽口。

功效： 该汤在金针菇营养的基础上增加了蛋白质的含量，金针菇含锌量非常高，有促进智力发育和健脑的作用，被誉为"益智菇"。金针菇是一种营养较为丰富的高蛋白、低脂肪的菌类食物，不但能防病，还利于美容、减肥。经常食用能降低胆固醇，预防高血压及心血管疾病，经常食用金针菇，还可防治溃疡病，防癌抗癌。

保健应用 鸡蛋豆腐卷

原料： 鸡蛋2个，鸡肉50克，白豆腐50克，青菜叶10克，胡萝卜10克，花生油10克，盐5克，麻油1克，鸡精粉2克，湿生粉适量。

做法：

（1）鸡肉剁成泥，白豆腐抓成泥，胡萝卜切成小粒，青菜叶切成细丝。

（2）把鸡肉泥、白豆腐泥、胡萝卜、青菜丝装入碗内，调入盐、鸡精粉、麻油、湿生粉调成馅。

（3）将平锅烧热，把鸡蛋打散，倒入平锅内，用小火烫成蛋皮，再把调成的馅用蛋皮卷成卷，入蒸锅蒸5分钟至熟，拿出切块入碟即可。

特点： 营养丰富。

功效： 具有清热利湿、促进胃肠蠕动的功效，对脑部神经有营养保健的作用。

保健应用　鸡蛋炒菠菜

原料: 菠菜350克, 鸡蛋2个, 油50克, 盐10克, 葱、姜末各适量。

做法:

(1) 鸡蛋打入碗内、加入盐2克搅匀待用; 菠菜择洗净、切3厘米长段。

(2) 锅置于火上, 加入油, 油热后倒入鸡蛋炒熟盛出备用, 再热余油, 放葱、姜末炝锅, 炒菠菜加盐, 然后倒入炒好的鸡蛋和菠菜同炒几下即成。

特点: 味鲜美、色美观, 营养丰富。

功效: 菠菜中含有大量的叶酸, 是中年人必不可少的营养素, 可增进食欲, 补益大脑; 还具有防止口腔黏膜溃疡和预防贫血的作用。

保健应用　银耳炒菠菜

原料: 银耳30克, 菠菜250克, 葱10克, 姜5克, 大蒜10克, 盐5克, 植物油30克。

做法:

(1) 银耳发透, 去蒂, 撕成瓣状; 菠菜洗净, 切成5厘米长的段, 用沸水焯透捞起, 沥干水分; 姜、蒜切片, 葱切花。

(2) 将炒锅置大火上烧热, 加入植物油, 六成热时, 下入葱、姜、蒜爆香, 加入银耳、菠菜、盐炒熟即成。

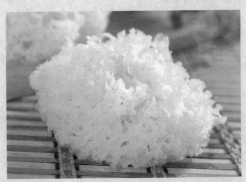

银耳

特点: 味鲜色艳。

功效: 银耳具有补肾、润肠、益胃、和血、强心、壮身、补脑、提神、止咳、补气、美容、嫩肤、延年益寿之功效。它的膳食纤维可助胃肠蠕动, 减少脂肪吸收, 对于防止中年人发胖, 降低血压有良好的效果。

保健应用 木耳烧腐竹

原料：鲜木耳100克，腐竹50克，红椒1只，葱5克，白糖1克，花生油10克，盐5克，味精3克，湿生粉适量。

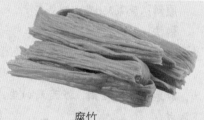

腐竹

做法：

（1）鲜木耳洗净切丝；腐竹用温水泡透，切丝；红椒切丝；葱切段。

（2）烧锅加水，待水开时，下入木耳、腐竹，煮去豆腥味，倒出待用。

（3）另烧锅下油，下入红椒丝、葱段、木耳、腐竹，翻炒数次，调入盐、味精、白糖炒透入味，然后用湿生粉勾芡，出锅即可。

特点：色泽艳丽。

功效：腐竹含蛋白质丰富而含水量少，浓缩了豆浆中的营养精华。腐竹中含有很高的谷氨酸，为其他豆类或动物性食物的2~5倍，谷氨酸在大脑活动中起着重要作用，所以腐竹有良好的补脑作用，它能预防老年痴呆症的发生。

保健应用 香菇瘦肉汤

原料：香菇4朵，前腿瘦肉250克，蛋1个，粉丝2把，甜豆5片，菜花1/4棵，姜片3片，香菜1棵，盐适量，胡椒粉少许。

做法：

（1）香菇泡软、切小块，瘦肉切厚片，粉丝泡软，菜花切小朵，香菜切花。

（2）香菇与姜片煮至味道溢出，再放入其余材料，以小火煮8分钟；最后加入调味料即可。

特点：色香俱佳。

功效：猪肉滋阴润燥，香菇和血化痰，两者同食，益气和血，平肝解毒，强身健脑。

保健应用 黑木耳红枣瘦肉汤

原料： 黑木耳35克，大红枣15枚，瘦猪肉350克。

做法： 将黑木耳、红枣（去核）浸开、洗净，文火煮沸后调入瘦肉。煲至肉熟，服食。

特点： 肉香汤鲜。

功效： 黑木耳含有核酸及脂类成分中的卵磷脂，具有益智健脑、滋养强身、滋阴补血、养胃通便、清肺益气、镇静止痛、延缓衰老、永葆青春的功效；红枣有健脾益气，滋润肌肤的功效；瘦肉具有益气养血，健脾补肺的功效，三者合用，具有洁肤祛斑、美容护肤的功效，适用于气虚血瘀者，症见面部色斑，面色萎黄、黯黑。

保健应用 胡萝卜炒鸡丁

原料： 胡萝卜250克，鸡脯肉100克，青辣椒20克，熟猪油500克（实耗50克），醋5克，盐4克，葱、姜丝各5克，酱油15克，白糖10克，干淀粉3克，水淀粉10克，鸡蛋清1个，肉汤少许，味精1克，料酒10克。

做法：

（1）将胡萝卜洗净，切成8厘米见方的丁；鸡脯肉切丁，放入碗中，加入盐、鸡蛋清、干淀粉拌匀浆起；青辣椒切成小菱形片。

（2）炒锅置旺火上，放熟猪油烧至六成热，放入鸡丁用手勺拨散，待变色后倒入漏勺沥油；炒锅留少许油复置火上，放葱、姜丝炸出香味，加入胡萝卜丁、青椒片煸炒，加料酒、酱油、白糖、味精，再加少许肉汤烧沸，用水淀粉勾芡，倒入鸡丁颠匀，淋醋、麻油，起锅装盘即可。

特点： 鲜嫩脆爽。

功效： 胡萝卜素有"小人参"之称，富含胡萝卜素、维生素A、维生素B$_1$、维生素 B$_2$、花青素、糖类、脂肪、挥发油、钙、铁等营养成分，能预防心脑血管疾病，还能刺激皮肤的新陈代谢，增进血液循环，起到强身健脑的作用。

保健应用 花生猪骨汤

原料： 花生仁（生）100克，猪排骨（大排）300克，粳米100克，香菜50克，猪油（炼制）20克，香油5克，盐3克，胡椒粉2克。

做法：

（1）粳米淘洗干净，用冷水浸泡半小时捞出，沥干水分。

（2）猪骨洗净，敲断成小块。

（3）花生仁放入碗内，用开水浸泡20分钟，剥去外皮；香菜择洗干净，切成小段。

（4）把锅置火上，放入猪骨块、猪油和适量水，用旺火烧沸后，继续烧煮约1小时，至汤色变白时，捞出猪骨；下粳米和花生仁，用旺火烧沸，改小火继续熬煮约45分钟。

（5）煮至米粒开花、花生仁酥软时，放盐搅拌均匀，淋入香油，撒上胡椒粉、香菜段，即可盛起食用。

特点： 味道鲜美。

功效： 花生含有丰富的蛋白质、不饱和脂肪酸、钙、镁、锌、硒、维生素E、烟酸、维生素K等营养元素，有增强记忆力、抗老化、止血、预防心脑血管疾病、减少肠癌发生的作用。

粳米能提高人体免疫功能，促进血液循环，减少高血压的发生；粳米能预防糖尿病、脚气病、老年斑和便秘等疾病；粳米米糠层的粗纤维分子，可以帮助胃肠蠕动，对胃病、便秘、痔疮等疗效很好。

猪排骨能提供人体生理活动必需的优质蛋白质、脂肪，尤其是丰富的钙质可维护骨骼健康，具有滋阴润燥、益精补血的功效。适宜于气血不足，阴虚者食用。

老年人健脑益寿食谱

老年人是人口的重要组成部分，是社会的宝贵财富。如何使老年人保持旺盛的生命活力，防病抗衰，延年益寿，这已是一个人人关心的重要的社会问题。老年人操劳一生，随着年龄的增长身体健康每况愈下，常因劳心劳神、多思多虑，导致生理、心理负担加重而感到脑疲劳，以及脑力减退。严重者出现脑萎缩、脑血栓、脑栓塞、脑出血、脑中风、老年痴呆等病症，严重危及生命，所以老年人要格外重视身体的保健，尤其要重视养脑健脑。中医专家认为，无论是创造力、想象力、判断力甚至记忆力、意志、行为等等都与一个人的大脑有关，因此，养脑是提高生活质量、健康长寿的关键。

老年人如何养脑呢? 食物疗法既切实可行，又简单有效。通过饮食调整可以推迟大脑衰老的进程，饮食调整的关键是营养素的摄入要平衡，要多吃新鲜蔬菜、水果，多吃植物性蛋白、含钙丰富的食品，适量补充维生素 E，少吃肉、少吃糖等。

下面所列出的食谱都具有健脑的作用。

保健应用 核桃瘦肉丁

原料: 核桃仁100克，猪瘦肉200克，枸杞子25克，鸡蛋1个，葱、姜、蒜、胡椒粉、料酒、盐、淀粉、味精、清汤、植物油各适量。

做法:

(1) 将核桃仁用开水浸泡去皮，控干水；瘦猪肉切成丁，加入淀粉、鸡蛋清、盐拌匀；葱、姜、蒜切成丝；用料酒、盐、胡椒粉、味精、水淀粉、清汤兑成汁备用；枸杞子洗净备用。

(2) 锅置火上，注入足量油，油烧至四五成热时，下入核桃仁，炸至浅黄色时捞出，沥尽油。

(3) 将拌好的肉丁投入油中，略炸片刻，捞出沥尽油。另起锅，锅内放少量油，油七成热时放入葱、姜、蒜炒香。

(4) 放入炸好的肉丁、核桃仁，加入枸杞子炒匀，淋入兑好的汁，汁浓时起锅即成。

特点: 汤浓味鲜。

功效: 补肾益精，健脑益智，适用于肾虚精亏导致的记忆力减退。

保健应用 圆白菜葡萄汁

原料：圆白菜250克，葡萄200克，冰块2～3块，柠檬2片。

做法：

（1）用洗净的圆白菜叶子将葡萄包起来。有籽的葡萄则将葡萄剥皮去籽。

（2）在玻璃杯中加入冰块。

（3）将包着葡萄的圆白菜放入榨汁机内，捣碎出汁。用纱布过滤，注入盛有冰块的玻璃杯内。

（4）或者将圆白菜剁碎，葡萄剥皮去籽，分别放入两层纱布中，用硬的器物压榨，挤出汁，注入放有冰块的玻璃杯中。

（5）柠檬可连皮放入两层纱布中，挤出汁，加入果蔬汁内搅匀饮用。也可直接将整片柠檬放入搅匀的混合果蔬汁中饮用。如果没有柠檬，可用柠檬香精2～3滴加上柠檬酸0.3克代替。

功效：对胃弱、便秘、高血压、皮肤粗糙均有一定疗效。

保健应用 莴笋拌海蜇

原料：莴笋500克，海蜇皮300克，
盐、味精、香油、醋、葱花各适量。

做法：

（1）海蜇皮放入清水中浸泡，反复冲
洗干净，切成细长丝，放入沸水中一烫，
迅速捞出，泡在冷水里。

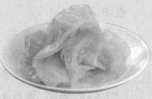
海蜇

（2）莴笋去叶皮，洗净、切成丝，加精盐稍腌，去掉水分，放入碗中，加海蜇丝、盐、味精、醋、葱花、香油拌匀即成。

特点：清爽脆嫩，鲜美。

功效：海蜇含有较多的蛋白质、铁、维生素B_1、烟酸、胆碱等，有醒脑提神，健胃开脾的作用。莴笋含丰富的维生素C和维生素E，有增强机体免疫力的功效。

保健应用 白菜煲排骨

原料: 猪排骨250克,白菜头250克,香菜梗10克,盐、味精、花椒水、葱姜、肉汤、菜籽油各适量。

做法:

(1)把排骨剁成段,白菜头切成长方块,香菜梗切成小段,葱、姜切成块,姜块用刀拍一下。

(2)锅内放水,水烧开后放入排骨焯一下取出,再用水冲洗净血沫。

(3)锅内放入少量菜籽油,油烧热时放入葱、姜块炸锅,再放入白菜煸炒至半熟,添肉汤,加排骨、盐、花椒水。烧开后,移至小火上炖烂,取出葱、姜块,加上味精、香菜梗,出勺盛在碗内即成。

特点: 汤洁白,味鲜香,肉烂。

功效: 排骨能提供人体生理活动必需的优质蛋白质、脂肪,尤其是其丰富的钙质可维护骨骼健康。白菜性味甘平,有清热除烦、解渴利尿、通利肠胃的功效,经常吃白菜可防止维生素C缺乏症。两者结合,对预防老年人骨质疏松、维生素缺乏等有很好的效果。

保健应用 赤豆鲤鱼

原料: 赤小豆50克,鲤鱼1尾,陈皮6克,草果6克,青叶菜、葱、姜、鸡汤各适量。

做法:

(1)将活鲤鱼去鳞及内脏,洗净赤小豆打碎,陈皮切丝,草果打碎,共放入鱼腹之中;将鱼置于盆中,加葱、姜、盐,倒入鸡汤,上笼屉蒸制。

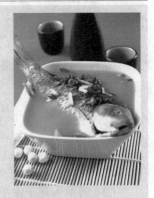

(2)约1.5小时出笼,然后将少许青菜叶用汤略烫,投入鱼汤中。

特点: 汤鲜味美。

功效: 健脾利水,适用于脾虚失运、下肢水肿者。

保健应用 牛肉胶冻

原料： 牛肉1000克，黄酒250克。

做法： 牛肉洗净后切成小块，放入锅内，加水适量，煎煮，每小时取肉汁1次，加水再煮，共取肉汁4次后合并在一起，以小火继续煎煮至黏稠时为度，再加入黄酒，至黏稠时熄火，将浓稠黏液倒入盆内冷藏。

功效： 养血补气，健脾安中，适用于气血虚弱、少食消渴、精神倦怠等症。

保健应用 葡萄哈密瓜牛奶

原料： 葡萄20颗，哈密瓜1片，牛奶200毫升。

做法： 葡萄洗干净，哈密瓜去皮切小块，放入榨汁机中，倒入牛奶打均匀后饮用。

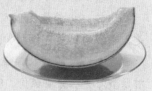

哈密瓜

功效： 这道菜品含有丰富的糖类，可以迅速补充体力，促进新陈代谢，对消除疲劳有功效。

保健应用 双莲粥

原料： 莲藕、莲子各100克，糯米、紫米各50克。

做法：

（1）将紫米洗净，浸泡2小时；莲子洗净，去心；莲藕洗净后连皮切成片。

（2）锅内放入紫米、糯米、莲藕及水，先用大火煮开，接着用小火慢煮至米软。

（3）再放入莲子煮半个小时即可。

功效： 莲子可补脾止泻，养心安神。莲藕含有丰富的维生素和纤维素，可降低胆固醇，是老年人健脑益寿的佳品。

高考生明目健脑食谱

　　高考，让每个高三的学生都感到了巨大的压力。考前适度的紧张和压力会促进学生全面、认真地复习，从而达到良好的考试效果。但是，也造成一些考生过度的紧张、焦虑和慌乱，以致影响考试水平的正常发挥。所以，高三学生必须注意高考前和高考时的心理调整，更要注意合理的饮食。科学的膳食，不但能充分满足特殊时期的营养需求，还有助于缓解孩子考前的压力和疲劳，从而提高学习效率，取得更好的成绩，在人生的关键时刻，考生和家长们不妨试试饮食减压法。

　　饮食减压法是指通过科学合理的饮食，保证考生身心健康，为考生高强度的脑力劳动提供足够的物质与营养基础，这是减轻考生压力的重要保证。实际上，很多日常食物都具有缓解压力的功能，如香蕉、牛奶、番茄、柑橘、小米粥、红茶等，考生们可以适当食用。

　　下面列出具体食谱：

保健应用 萝卜枸杞黑米粥

　　原料： 胡萝卜100克，枸杞20克，黑米200克，核桃仁20克。

　　做法：

　　（1）将洗净的胡萝卜切成小块备用。

　　（2）起火上锅，加适量水，放入黑米、胡萝卜块，用大火烧开后加入枸杞，再煮开后改用小火煮至米熟软即可。

　　功效： 可滋补肝肾，养血明目，聪脑益智。适用于肝肾不足之目暗眼花、记忆力减退等症，也可用于干眼症、夜盲症的预防。

保健应用 鸡汤银耳

原料： 鸡汤1500毫升，银耳10克，莲子15克，料酒、白糖、食盐、味精各适量。

做法：

（1）将银耳、莲子发开，洗净，备用。

（2）鸡汤炖沸后加入银耳和莲子，调入料酒、白糖、食盐、味精适量；炖至银耳、莲子熟即可食用。

功效： 佐餐服食，可滋阴健脾，益智宁神。

保健应用 皮蛋瘦肉粥

原料： 皮蛋2个，瘦肉丝100克，油条1根，青蒜丝少许，白粥2碗，盐1小匙，鲜鸡精1小匙、淀粉1/2大匙。

做法：

（1）皮蛋切块，油条切小段备用。

（2）瘦肉丝加淀粉及盐少许，腌10分钟。

（3）将瘦肉丝烫一滚捞起。

（4）将白粥煮滚后改用小火，加入皮蛋块、瘦肉丝、盐及鲜鸡精，略微搅拌均匀即可熄火。

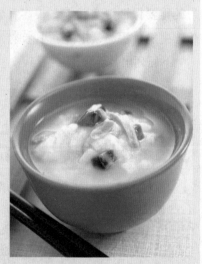

（5）食用前撒下青蒜丝及油条段。

特点： 粥香滑爽，咸鲜味美。

功效： 此粥含有蛋白质、脂肪、碳水化合物、钙、磷、铁、维生素B_2、维生素B_1、维生素C等营养成分。具有除烦清热、滋阴清热、养血生津、益气养阴、益精髓、补脏腑、解暑热的功效，对于暑期备考的学生实乃佳品。

保健应用 天麻鱼头汤

原料：天麻100克，大鱼头2个，云腿（即云南火腿）100克，清水8碗，油、盐、姜片适量。

做法：

（1）用清水洗净大鱼头和天麻，先除去鱼鳃内污物并切为两片，天麻沥干水备用。

（2）锅烧热，加入油，爆香姜片，倒入鱼头，煎去鱼腥味，1～2分钟后取出，放在吸油纸上，吸去多余油分待用。

（3）注清水于炖盅内，先放鱼头于盅底，之后放入天麻和云腿，隔水炖至水沸时，改用中至慢火，炖2~3小时，再放入适量盐即可。

功效：天麻胶质重，味甘甜而带苦涩，有益气定惊、镇痛养肝、祛风湿、强筋骨等效用。鱼头是健脑益智的佳品，两者成菜是学生备考的佳品。

保健应用 罗宋汤

原料：奶油10克，胡萝卜丁15克，马铃薯丁15克，白萝卜丁15克，洋葱丁15克，牛肉丁20克，牛肉高汤300克，高丽菜40克，番茄2个，黑胡椒粉0.2克，月桂叶1/2张，盐适量，酸乳酪15克。

做法：

（1）番茄顶用刀画十字，用热水烫，再用冷水泡，去皮、切丁。

（2）用小火熔化奶油，加洋葱丁炒软，加胡萝卜丁、马铃薯丁、白萝卜丁炒熟。

（3）放入牛肉高汤煮开15分钟，转小火放入牛肉丁、高丽菜、番茄丁、黑胡椒、月桂叶，小火煮15分钟。

（4）将月桂叶取出，调味。

特点：味道鲜美，清淡爽口。

功效：富含多种维生素、蛋白质，是学生补脑的佳品。

保健应用 莲子猪心汤

原料： 猪心1个，莲子60克，桂圆肉15克，太子参30克，大枣6枚。

做法：

（1）猪心洗净切片；莲子去心；太子参、桂圆肉、大枣洗净。

（2）把全部用料放入锅内，加清水适量，大火煮沸后，小火煲2小时（或以莲子煲绵为度），调味可用。

功效： 补心健脾，养心安神。缓解心脾不足导致的精神衰疲，虚烦心悸，睡眠不足，健忘等不适。亦可用于神经衰弱而烦躁失眠、脾虚气弱型心悸者，可用于缓解学生考前压力，健脑安神。

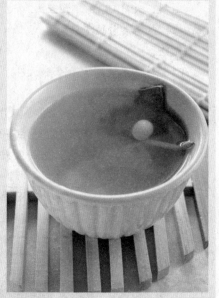

保健应用 清炒莴笋丝

原料： 莴笋1棵，大葱1小段，大蒜2粒，油1匙，盐适量，高汤1匙，鸡精1小匙。

做法：

（1）莴笋削皮后切丝，大葱切成葱花。

（2）锅里油烧热后下葱花爆香，然后倒入莴笋丝，翻炒片刻后放盐，再炒匀后依次淋上高汤、放入蒜泥。

（3）最后放鸡精快炒几下出锅。

特点： 脆爽适口。

功效： 莴笋能刺激消化液的分泌，促进食欲。

保健应用 熏干炒芹菜

原料: 熏干3块,芹菜300克,盐、鸡精、葱花各适量。

做法:

(1)把芹菜、熏干切丝,将芹菜丝入滚水烫一下,沥干水分待用。

(2)起油锅,放油2汤匙,爆香葱花,先炒熏干丝,加入鸡精、少许水翻炒,再加入芹菜丝同炒至熟,可加入少许盐调味,出锅即可。

特点: 脆嫩可口。

功效: 和中养血,适用于头昏,眩晕,心悸,失眠等症。

保健应用 蚝油生菜

原料: 生菜600克,蚝油30克,白糖10克,料酒20克,菜籽油60克,酱油10克,盐1克,水淀粉10克,味精3克,香油5克,胡椒面1克,蒜末3克,汤适量。

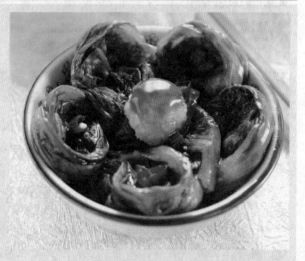

做法:

(1)把生菜老叶去掉,清洗干净。坐锅放水,加盐、糖、油,水开后放生菜,翻个倒出,压干水分倒盘里。

(2)锅热放油,加蒜炒一炒,加蚝油、料酒、胡椒面、糖、味精、酱油、汤,开后勾芡,淋香油,浇在生菜上即可。

特点: 鲜嫩滑爽,香浓清口。

功效: 生菜含有丰富的维生素,此菜具有清热解毒、利湿的功效。

保健应用 山药枸杞蒸鸡

原料： 净母鸡1只（约重1500克），山药40克，枸杞子30克，水发香菇25克，火腿片25克，笋片25克，料酒50克，清汤1000毫升，味精、盐适量。

做法：

（1）山药除去粗皮，切片，枸杞子洗净备用。

（2）净鸡去爪，剖开背脊，抽去头颈骨留皮，下开水锅内氽一下取出，洗净血水。

（3）将鸡腹向下放在汤碗内，加入料酒、味精、精盐、清汤、山药、枸杞，将香菇、笋片、火腿片铺在鸡面上，上锅蒸2小时左右，待鸡酥烂时取出即可。

功效： 补肝肾，益精血，健脾胃。

保健应用 虾皮炒油菜

原料： 油菜心250克，虾皮30克，香菇50克，玉兰片50克，水发木耳50克，花生油40克，料酒30克，姜20克，盐、味精各适量。

做法：

（1）将油菜心洗净切段，香菇用温水泡软后洗净切片，玉兰片切成小片，木耳泡软洗净，姜洗净，切末。

（2）炒锅上火，放油烧热，放姜末、虾皮炒出香味后下油菜煸炒，再下玉兰片、香菇、木耳、盐，炒至断生后放料酒、味精炒匀，出锅即可。

特点： 鲜香脆嫩。

功效： 开胃去腻。

保健应用 干煸茭白

原料: 嫩茭白500克,芽菜末30克,酱油2汤匙,油、盐、料酒、香油各适量。

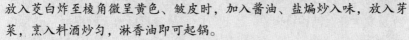

做法:

(1)将茭白削去外皮,切去老根,切成5厘米长的大粗条。

(2)炒锅上火,放油烧至六成热,放入茭白炸至棱角微呈黄色、皱皮时,加入酱油、盐煸炒入味,放入芽菜,烹入料酒炒匀,淋香油即可起锅。

特点: 鲜咸适宜,清淡爽口。

功效: 茭白含蛋白质、脂肪、糖类、维生素B_1、维生素B_2、维生素E、微量胡萝卜素和矿物质等成分,可提高食欲。

保健应用 五元鹌鹑蛋

原料: 鹌鹑蛋20个,桂圆10个,莲子20个,荔枝10个,黑枣5个,枸杞6克,冰糖60克,精盐、鸡油各适量。

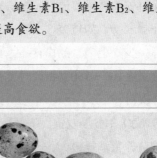

鹌鹑蛋

做法:

(1)莲子、黑枣、桂圆、枸杞用温水洗净,荔枝去壳,鹌鹑蛋煮熟去壳。

(2)蒸碗内注入清水,下冰糖、精盐、桂圆、黑枣、枸杞、荔枝、莲子、鹌鹑蛋,上笼蒸30分钟,滗出原汁,并把鹌鹑蛋等原料转装平盘中。

(3)原汁勾清芡,放入鸡油,淋在上面即可。

功效: 佐餐食用,可开胃益脾,养心安神,适合在比赛或考试前食用,可以稳定情绪。

·高考饮食六点注意·

高考不仅是孩子们知识、心理素质的较量，考前的合理饮食也很重要。所以，备战高考期间的饮食要注意六点。

1.合理安排三餐

备考阶段要特别注意一日三餐合理安排：

（1）早餐要吃好。考生一般晚上都学习到很晚，经过一夜体能消耗，各种代谢物在体内也有一些堆积；而上午的学习及考试中大脑所需要的能量几乎全部来自早餐，空腹不仅会影响水平的发挥，而且容易发生低血糖昏厥现象。因此，吃好早餐可以给大脑提供充足的能量，对保持旺盛的精力和较好的学习状态非常必要。

早餐的能量要适当，蛋白质适量，碳水化合物充足。应多摄入一些补脑食物，如鱼类、豆制品、瘦肉、鸡蛋、牛奶以及新鲜蔬菜、瓜果等，少吃肥肉、油炸食品等。早餐最好在起床20～30分钟后食用，主食量在100～150克，同时要补充饮水，避免饮用含糖分较高的各种果汁饮料。

（2）午餐要吃饱。午餐是考生三餐中的主餐，上午体内的热量和各种营养素消耗较大，因此中午要提供充足的能量和各种营养素，多摄入肉类、鸡蛋、豆腐等食品，能为午后学习及考试活动提供能量及营养储备，同时要防止暴饮暴食，以免加重胃肠负担，对健康不利，吃得过饱可使大脑灵敏度降低，影响考试发挥。

（3）晚餐要吃巧。考生经过一天的拼搏，体力和脑力消耗较大，消化液分泌也减少，晚餐食欲往往不佳，因此晚餐应注意饮食的色、香、味、形搭配，最好做些开胃菜，以引起考生食欲。在饮食中适当添加能促进消化液分泌的调料，如味精、葱、姜、胡椒等，既可促进食欲又可促进消化。

2.饮食要卫生

备考阶段，考生家长一定要搞好考生的饮食卫生，不要给考生吃隔夜的饭菜，生吃水果一定要洗净，可以在淡盐水中浸泡一会儿，不要给考生吃太多的生冷食品，以免考生出现肠胃不适、腹泻等病症，影响考生的备考状态。

3.饮食要适量

每顿吃七八成饱为宜，如果吃得太饱，会使脑供血不足，容易造成疲劳，所以要少食多餐。

4.饮食要顺口

考前大换食谱是考生饮食的大忌。原因在于，食谱变化大，肠胃需要一定的适应期，这反而容易影响身体状态。日常的生活规律最好不要改变，应当保持平时的饮食习惯。

5.口味要清淡

备考期间多吃一些清淡、易消化的食物，如果考前几天每天都是大鱼大肉、山珍海味，肠胃并不一定习惯，弄不好还会出现腹泻、食欲不振等现象。此外，考前饮食以鸡鸭鱼肉唱主角也并不明智，清淡低脂才是正确之道。大脑消耗的能量主要是糖类而非脂肪，血糖水平低，大脑的工作效率也会降低。

此外，尽量少服用那些所谓的营养滋补品、保健品。暂且不说那些标榜提神醒脑的产品是否会产生"特异功能"，如果考生不吸收、不适应的话，还会导致腹泻、过敏、感冒上火等病症，与家长的意图适得其反。如果确需服用，不要滥用，要适可而止。

6.饭要吃好

考生在冲刺复习及考试阶段，有利于大脑、神经代谢的营养素的摄取非常必要，营养要保证脑力和体力的需要。除蛋白质、脂肪、碳水化合物三大营养物质外，维生素与矿物质也不可或缺。奶、蛋、鱼、瘦肉、豆制品、植物油、米、面以及各种水果、干果、蔬菜等，都应广泛摄取，食物的多样性是均衡饮食的保证。

脑力劳动者的补脑食谱

脑力劳动者的大脑皮质经常处于高度兴奋状态，大脑在工作时，要消耗大量的氧和营养成分，需要及时补充"能量"；所以要多进食健脑补脑食物，加强大脑营养素的供给，减少脑疲劳的发生。那么，脑力劳动者需要补充哪些营养素呢？

下面为脑力劳动者列出具体食谱：

保健应用 龙眼胡萝卜汁

原料： 龙眼50克，胡萝卜半根，蜂蜜7克。

做法：

（1）胡萝卜洗净切成小块备用。

（2）龙眼去皮及核放入果汁机，加入胡萝卜打匀成汁，倒入杯中备用。

（3）最后加入蜂蜜调匀即可。

功效： 营养丰富，易吸收，可缓解疲劳，及时补充大脑所需的维生素等营养成分。

保健应用 鸡蛋蒸豆腐

原料： 鸡蛋1个，日本豆腐200克，剁辣椒20克，味精3克。

做法：

（1）取出豆腐切成2厘米厚的段。

（2）将切好的豆腐放入盘中，打入鸡蛋置于豆腐中间。

（3）将豆腐与鸡蛋置于蒸锅上，蒸至鸡蛋熟，取出；另起锅置火上，加油烧热，下入剁辣椒稍炒，淋于蒸好的豆腐上，加味精调味即可。

功效： 营养丰富，能增强食欲。

[保健应用] 花生核桃猪骨汤

原料： 花生80克，核桃40克，猪排骨300克，盐适量。

做法：

（1）将花生、核桃洗净，放入滚水中焯一下，捞起备用。

（2）猪排骨洗净，切成小块，放入滚水中焯一下，取出用水冲净。

（3）将所有物料放入煲内，加水，先用大火煲至滚，后改用文火煲两个小时，加盐调味，即可饮用。

功效： 花生味甘、性平，有润肺和胃的功效，可治疗燥咳少痰、反胃少食、脚气和出血症。猪骨营养丰富，可益精髓，核桃健脑益智，此汤对脑力劳动者实乃一大补品。

[保健应用] 胡萝卜炖牛肉

原料： 牛肉110克，胡萝卜1/2条，八角1～2粒，胡椒粉1/2小匙，盐、糖各1小匙，酱油1大匙。

做法：

（1）牛肉洗净，切块，放入滚水中烫去血水，捞出；胡萝卜洗净，去皮，切块备用。

（2）所有材料放入锅中大火煮开，加入调味料改中火煮至熟软即可。

功效： 活血、健体、明目，牛肉有补血作用，适合女性生理期或贫血时摄食。

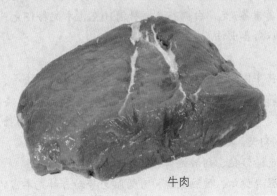

牛肉

保健应用 黑芝麻果仁粥

原料：熟黑芝麻5克，杏仁15克，花生仁15克，核桃仁15克，大米1杯，清水5杯，冰糖适量。

做法：

（1）将各种果仁洗净，核桃仁、花生仁去皮；大米洗净后，用水浸泡1个小时。

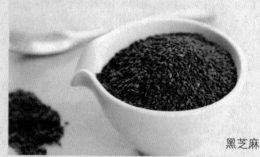

黑芝麻

（2）锅置火上，放入清水与大米，大火煮开后转小火，熬煮20分钟。

（3）加入各种果仁，冰糖继续用小火熬30分钟。

（4）粥熬好后，加入熟黑芝麻点缀即可。

特点：香甜可口。

功效：黑芝麻具有健脑益智，乌发养胃的功效。

保健应用 西红柿炖牛肉

原料：西红柿250克，熟牛肉200克，面酱5克，猪油20克，酱油15克，葱末、姜末各5克，白糖25克，料酒10克，水淀粉15克，高汤100毫升，大料、八角各少许。

做法：

（1）先将牛肉切成3厘米见方的块；西红柿洗净、去蒂、切块。

（2）炒锅内放底油，将大料、八角炸至枣红色，放葱、姜炝锅，炒面酱，加高汤、盐，放牛肉，炒4分钟左右，再放西红柿，白糖，再炒一会儿，用水淀粉勾芡，颠炒均匀后出锅。

特点：色泽鲜艳、甜酸适口、肥烂不腻。

功效：强身健体，健脑益智，可为脑力劳动者补充丰富的营养。

保健应用 骨香桂花鱼

原料: 桂花鱼1条, 西芹100克, 盐5克, 味精3克, 生粉20克。

做法:

(1) 桂花鱼洗净, 去骨, 鱼肉做成鱼球; 西芹切条。

(2) 鱼球均匀包裹上生粉, 入油锅中炸至金黄色, 捞出沥油摆盘。

(3) 锅中油烧热, 放入西芹稍炒, 再加入鱼球, 调入调味料炒匀装盘即可。

特点: 色香味俱佳。

功效: 明目健脑, 强身健体。

保健应用 花生煲猪手

原料: 花生60克, 猪手300克, 枸杞50克, 生姜5克, 胡萝卜20克, 葱5克, 盐、味精、料酒、胡椒粉各少许, 清汤适量。

做法:

(1) 猪手剁成块, 花生米泡透, 洗净, 枸杞泡透, 生姜切片, 胡萝卜切块, 葱切花。

(2) 锅加水, 待水开时放入猪手, 胡萝卜煮出血水捞出待用。

(3) 在瓦锅内倒入猪手, 胡萝卜、花生米、枸杞、生姜片、料酒注入清汤, 加盖煲45分钟后调入盐、味精、胡椒粉, 再煲10分钟, 撒上葱花即成。

特点: 味道鲜美。

功效: 花生养血补血, 猪手含蛋白质等多种营养, 此菜含钙很高, 可健脑补脑, 为大脑提供了丰富的营养。

保健应用 水蒸鸡

原料: 土鸡750克, 花生油、香麻油、盐、生抽、生姜、砂姜、香菜各适量。

做法：

（1）先用一稍小的锅烧开热水，将鸡放入去血腥整型，注意时间要短，成型即可。

（2）将大锅内水烧开转中火，将鸡拎入，注意让水进入鸡腹；5分钟后将鸡拎起，将腹内热水倒出，用冷水冲洗鸡内外，再将鸡拎入锅内，反复数次，将鸡浸至七八成熟。

（3）将鸡切块，将配料、调料做成味碟，注意一定要放砂姜。

特点：味道鲜美。

功效：营养丰富，可有效缓解脑力劳动者的疲劳。

· 白领补脑一日菜单 ·

作为脑力工作者，如何通过日常饮食为大脑提供全面营养，保持脑力充沛和提高工作效率呢？下面一份补脑餐单可供参考。

早餐

（1）鲜牛奶1杯+全麦面包1片+火腿炒蛋（1根火腿和1个鸡蛋）+炝拌黄瓜（1根）。

（2）红豆粥（1小碗）+西芹豆干（100克）。

一日之计始于晨。早餐的重要性在于唤醒大脑活力，令你精力充沛地迎接一天的紧张生活。粗杂粮含丰富维生素B族，具有保障脑部供血的作用；大豆、蛋黄含有磷脂，有益于智力发展；红豆中的赖氨酸和维生素B族的含量，在豆类食物中名列首位；蔬菜中的维生素能加强脑细胞蛋白质的功能，如西芹所含的挥发油能刺激人的整个神经系统，促进脑细胞兴奋，激发人的灵感和创新意识；脂肪则是构成人体细胞的基本成分，如果脂肪不足，会引起人脑退化，所以，早餐中不妨加些肉类；奶类食物含有丰富的钙、磷、铁、维生素A、维生素D、维生素B族等，是传统的健脑食品，可维护大脑的正常功能。

午餐

（1）油焖大虾（100克）+香菇菜心（50克）+紫菜豆腐汤（1小碗）+米饭（1小碗）。

（2）胡萝卜炖牛肉（100克）+清炒豌豆苗（50克）+麻酱花卷（1~2个）。

上午通常是脑力劳动集中的时段，思维活动最强，细胞内物质及神经递质消耗增多，新陈代谢也加快，大脑对各种营养素需求量增大。因此，午餐应增加优质蛋白质、不饱和脂肪酸、磷脂、维生素A、维生素B族、维生素C及铁等营养素的供给量。牛肉、豆腐都是蛋白质丰富的食品，海虾含有丰富的矿物质和蛋白质，能为大脑代谢提供充足的蛋白质和微量元素；胡萝卜能加速大脑的新陈代谢，具有提高记忆力的作用；紫菜含碘丰富，能缓解心理紧张，改善精神状态；菌菇类能清除体内垃圾，保证大脑供氧充足。

晚餐

（1）糟溜鱼片（50克）+蒜蓉西兰花（100克）+小米稀饭（1小碗）或馒头（1/2个）。

（2）鱼香肝尖（50克）+肉丝炒莴苣（50克）+莲子银耳羹（1小碗）+米饭（1/2小碗）。

晚餐应以安心宁神为主，调整大脑状态，帮助人体尽快放松、休息，顺利进入梦乡。动物肝脏有丰富卵磷脂，鱼虾类和深水海鱼，如沙丁鱼、金枪鱼等含有丰富的DHA、EPA，均能维护脑细胞的正常功能。长期处于紧张状态下，可使人气血两虚，所以吃一些健脾益气的食物，如小米、莲子等，可以补血养心、补中养神，避免出现夜寐多梦的现象，帮助大脑获得充分休息。

熬夜族的补脑食谱

当今社会，由于工作的需要，越来越多的人成了熬夜族。熬夜的人，最先想到的就是喝咖啡或喝茶提神，但咖啡因虽然具有提神的作用，相对地也会消耗体内与神经、肌肉协调有关的维生素 B 族，当人体缺乏维生素 B 族时就比较容易累，这样就有可能形成恶性循环，养成酗茶、酗咖啡的习惯，需要量愈来愈多，效果却愈来愈差。因此，当必须要熬夜时，多补充些维生素 B 族，反而比较有效，维生素 B 族成员颇多，包括叶酸、烟碱酸、维生素 B_6、维生素 B_{12} 等，它们不仅参与新陈代谢，为人体提供能量，保护神经细胞，对安定神经、舒缓焦虑也有助益。

深绿色叶菜类及豆类食物，都含丰富叶酸盐，有助于细胞修补，有预防感染和贫血的作用；肝脏、鱼、全谷类食物、大豆食品、蔬果中有维生素 B_6 或烟碱酸，可以维持皮肤健康、减缓皮肤老化；至于与记忆力、注意力有关的维生素 B_{12}，在红肉、牛奶、乳酪中都含量颇丰。

熬夜时，有人认为吃甜食可以补充热量，其实甜食也是熬夜大忌。晚餐后或熬夜时，不要吃太多甜食，高糖饮食虽有高热量，可以在一定程度上让人兴奋，但却会消耗维生素 B 族，起到反作用，也容易引来肥胖问题。

苦战一夜容易出现眼肌疲劳、视力下降的现象，维生素 A 对预防视力减弱有一定效果。维生素 A 可调节视网膜感光物质的合成，能提高熬夜工作者对昏暗光线的适应力，防止视觉疲劳。所以要多吃胡萝卜、鳗鱼等富含维生素 A 的食物，以及富含维生素 B 的瘦肉、鱼肉、猪肝等动物性食品。

此外，还应适当补充热量，吃一些水果、蔬菜及蛋白质食品，如肉、蛋，这些食物都能等补充体力消耗，但千万不要大鱼大肉地猛吃。花生米、杏仁、腰果、核桃等干果类食品，它们含有丰富的蛋白质、维生素 B 族、维生素 E、钙、铁等营养以及植物油，且胆固醇的含量很低，对恢复体能大有帮助。

下面列出适合熬夜族食用的具体食谱：

保健应用 五味子粥

原料: 五味子10克,大米100克。

做法:

(1)把五味子洗净,去杂质;大米淘洗干净,去泥沙。

(2)把大米、五味子放入锅内,加清水600毫升。

(3)把锅置大火上烧沸,打去浮沫,再用文火煮40分钟即可。

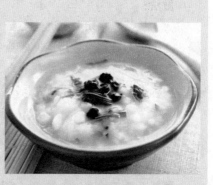

功效: 益气生津,补养肝肾。适宜肝硬化及津亏口渴、自汗、慢性腹泻、神经衰弱者食用。

保健应用 猪腰炖杜仲

原料: 杜仲25克,猪腰子1个,水适量。

做法: 将杜仲、猪腰隔水炖1小时,每日或隔2~3日服食1次。

功效: 有滋补肝肾,强壮筋骨之功效,适合熬夜后腰酸背痛、四肢乏力者服用。

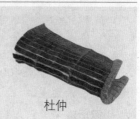

杜仲

保健应用 三味健脾养肾粥

原料: 白术15克,首乌10克,枸杞子20克,白米250克。

做法: 白术和首乌入锅煮,过一段时间后捞出,将其汤与枸杞子、白米一起熬至入味。

功效: 健脾补肾,强壮肌肉。白术能补气健脾,首乌可补肾、补血、养脑、乌发、安神,枸杞子能养血补肾。

保健应用 粉葛生鱼汤

原料： 粉葛250克，生鱼1条，姜丝、油、盐适量。

做法：

（1）粉葛洗净切成小块，生鱼1条去腮及内脏，加水适量共煲。

（2）鱼熟后放入姜丝、油盐调味，食鱼饮汤，每月或隔日1次。

功效： 有舒筋活络、益气和血、解肌痛等功效，适合劳力过度或熬夜后的肌肉酸痛、颈肌胀痛者服用。

保健应用 莲子百合煲瘦肉

原料： 莲子（去心）20克，百合20克，猪瘦肉100克，盐适量。

做法： 原料加水适量同煲，肉熟烂后用盐调味食用，每日1次。

功效： 有清心润肺、益气安神之功效，适宜熬夜后干咳、失眠、心烦、心悸等症者。

保健应用 蒜头阿拉斯加王蟹

原料： 王蟹腿400克，独蒜头40克，姜20克，葱30克，辣椒酱适量，盐、油适量。

做法：

（1）将王蟹腿解冻后切成适当大小的块。

（2）蒜头去皮切片，姜切片，葱切成粗粒。

（3）加热油，加入蒜、姜、葱、辣椒酱爆香，再加入螃蟹和适量的盐翻炒。

（4）加水适量，盖上盖子慢火焖10分钟，再用大火把多余的水蒸发掉即成。

注意： 蟹是大寒之物，所以放入姜是必须的，一来可以去腥，二来也可以抵消蟹肉中的寒气。

功效： 蟹肉可以补充蛋白质，增强体质。

保健应用 生地炖鸭蛋

原料: 生地黄20克,鸭蛋1~2个,红枣 10枚,冰糖适量。

做法: 生地、鸭蛋加水适量隔水炖之。蛋 熟后去壳,再放入汁中炖20分钟。加冰糖适 量调味,食蛋饮汁,每日1次或每周2~3次。

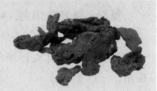

生地

功效: 具有滋阴清热、生津止渴等功 效。适合熬夜后口燥咽干、牙龈肿痛、手足心热者食用。

保健应用 胡萝卜炖猪皮

原料: 鲜猪皮60克,红萝卜200克,生姜5克,葱5克,精盐5克,味精4克。

做法:

(1)鲜猪皮、红萝卜洗净切块,生姜切片,葱切段。

(2)锅内加水烧开,放入姜片、猪皮煮片刻,捞起待用。

(3)将猪皮、红萝卜、姜片放入瓦煲内,加入清水煲2小时,调入 精盐、味精,撒入葱段即成。

功效: 猪皮性凉味甘,除含有猪肉所有营养外,还含有大量胶 质,能营养肌肤,使皮肤光洁细腻。红萝卜所含大量维生素A和维生 素B族,可润泽肌肤,展平皱纹,清除皮肤斑点。

保健应用 粉皮生鱼汤

原料: 粉皮250克,生鱼1条,姜丝、精盐适量。

做法: 粉皮洗净切成小块,生鱼1条去腮及内脏,加水适量共煲, 鱼熟后放入姜丝、油盐调味,食鱼饮汤,每月或隔日1次。

功效: 有舒筋活络、益气和血、缓解肌痛等功效,适合劳力过度熬 夜后的肌肉酸痛、颈肌胀痛者服用。

保健应用 夏枯草煲瘦肉

原料：夏枯草10克，猪瘦肉50~100克，水适量。

做法：将以上原料共煲，肉熟后加盐少许调味。吃肉喝汁，每日1次。

功效：有清肝火，降血压之功效，适宜熬夜后头晕、头痛及眼红者服用。

上班族的活力提神饮，为大脑补充能量

现代随着生活节奏的不断加快，都市上班族很容易感觉身心疲劳。他们工作任务繁重，精神长期处于紧张状态，每天面对无休止的工作、复杂的人际关系、烦琐的家务，身体状况越来越差，对什么事都提不起精神，总是头昏脑胀。如果这时候来一杯活力提神饮，就可以让你的大脑立刻回到最佳状态。

保健应用 核桃橘味咖啡

原料：意式浓缩咖啡25毫升，核桃酒45毫升，鲜奶油45毫升，橘味白酒少许，细砂糖6克，可可粉适量。

做法：

（1）将核桃酒倒入容器中，加入细砂糖，用蒸气温热至细砂糖完全溶解，然后倒入玻璃杯中。

（2）萃取25毫升意式浓缩咖啡，辅以汤匙将意式浓缩咖啡倒入玻璃杯中，稍微打发鲜奶油，并将其倒在玻璃杯的最上面。

（3）2～3滴剩下来的核桃风味意式浓缩咖啡，滴在玻璃杯的右半边，并用牙签描绘出心形图案。轻轻地将可可粉撒在玻璃杯的左半边，形成图案，倒入少许橘味白酒以增加香气。

功效： 核桃不仅是最好的健脑食物，而且是神经衰弱的治疗剂。经常有头晕、失眠、心悸、健忘、食欲不振、腰膝酸软、全身无力等症状的上班族，每天早晚各吃1～2颗核桃仁，即可起到滋补治疗作用。将核桃酿成酒再调和咖啡、奶油，能够补充大脑所需的营养。

保健应用 松子番茄汁

原料： 番茄1个，柠檬2片，饮用水200毫升，松子适量。

做法：

（1）将番茄洗净，在沸水中浸泡10秒，剥去番茄的表皮并切成块状。

（2）将柠檬洗净切成块状。

（3）将准备好的番茄、柠檬、松子和饮用水一起放入榨汁机榨汁。

功效： 松子中的不饱和脂肪酸具有增强脑细胞代谢、维护脑细胞功能和神经功能的作用。松子中的谷氨酸有很好的健脑作用，可增强记忆力。此外，松子中的磷和锰对大脑和神经都有很好的补益作用，是脑力劳动者的健脑佳品，对老年痴呆也有很好的预防作用。番茄具有很强的抗氧化、抗疲劳作用。脑力劳动者饮用此果汁能够益气健脑。

保健应用 香蕉苹果梨汁

原料： 香蕉、苹果、梨各一个，饮用水100毫升。

做法：

（1）剥去香蕉的果皮和果肉上的果络，切成块状。

（2）将苹果、梨洗净，切成块状。

（3）将准备好的香蕉、苹果、梨和饮用水一起放入榨汁机榨汁。

功效： 香蕉含有多种维生素和矿物质，食物纤维含量丰富。香蕉还含有相当多的钾和镁，钾能防止血压上升及肌肉痉挛，而镁具有消除疲劳的效果。香蕉中含有丰富的钾离子，能抑制钠离子，维持体内的钠钾平衡，从而有利于大脑健康。苹果的香味和微酸的味道能够稳定情绪，其所含的维生素和矿物质还能够提神醒脑。香蕉跟苹果一起制成的果汁是上班族养心益气、健脑益智的理想饮品。

第9章

影响大脑的饮食习惯

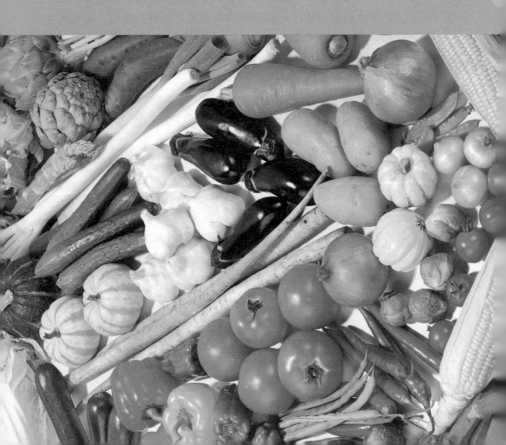

一日三餐，什么不能少？

一日三餐，我们餐餐不落，又有多少人真正能做到，尤其大多数年轻人都不能坚持好好吃饭。有人不吃早饭，中午吃快餐，晚上随便吃点儿点心就打发了。他们如此不重视吃饭，或是为了减肥，或是节约饭钱为了买其他想要的东西。

但是，如此草率地对待一日三餐的话，大脑肯定没法好好工作。我们身体的一切活动依靠的都是从食物中摄取的营养成分，如果吃得不营养或长期偏食，大脑的状态很快就会变差。

因此，要想大脑活力充沛，让自己聪明起来，一日三餐，豆类、薯类、芝麻、蔬菜、海藻、鱼类、贝类、菌类一样都不能少。

豆类		纳豆、豆腐、豆腐皮、毛豆、煮豆、黄豆面等豆制品，对激活大脑非常有益。
薯类		薯类所含的淀粉是非常优质的糖分补给源，糖分就是大脑的"汽油"，我们可以多多补充，以防大脑缺"油"。
芝麻		大家要养成一个习惯，饭桌上总摆着芝麻，不管吃什么东西都先撒上些芝麻。炸东西的时候用香油，吃火锅的时候蘸着芝麻调料吃，拌沙拉的时候表面撒上一层芝麻。
蔬菜		东方人的饮食生活越来越西化，吃肉比吃菜多。其实应该把肉和菜的比例倒过来，菜肴的三分之二应该是蔬菜。

海藻		裙带菜、海苔（紫菜）、海带、羊栖菜等。用海带浓汤和裙带菜做出来的味噌汤，因为里面也有豆类，所以是早餐的最佳选择。
鱼类		特别是沙丁鱼、秋刀鱼和竹荚鱼等。大家每星期至少吃两三次这些所谓的青鱼。众所周知，青鱼富含EPA和DHA等成分，对大脑的发育和智力也有重要作用。
蘑菇、香菇等菌类		蘑菇富含蛋白质、维生素B族、维生素D等大脑不可缺少的营养成分，并且热量几乎等于零，不管吃多少都不用担心发胖，大家尽可以放心多吃这些菌类。

早餐一定要吃，而且一定要吃饱

当我们早晨睁开眼睛的时候，大脑处于能量缺失的状态，如果不吃早饭就去上班或上学，体内的葡萄糖就会不足，大脑也就无法正常工作。

曾经有人做过一个实验，将吃早饭和不吃早饭的人的记忆力进行比较，结果发现，吃早饭的人的记忆力明显优于不吃早饭的人。另有科学研究表明，如果人们在早餐摄取一日所需能量的25%的话，那么他的运算能力和创造力明显增强，另外研究结果

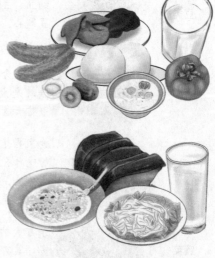

早餐适宜吃容易消化的温热、柔软食物，同时也要适当摄入蔬菜和水果

还表明，那些经常不吃早饭的孩子们的学习成绩一般都比较差。

我们不能简单地将早餐理解成维持生命所需的一种手段，而应该认识到早餐是补充大脑发育所需营养物质的一个必不可少的步骤，尤其是那些正在复习应考的考生们，一定要坚持吃好早餐。

随着生活节奏的加快，不吃早饭的人越来越多，但若想提高大脑的功能，早饭是非常必要的。可别小看那一口早饭，它可以使我们精神百倍地投入工作当中。我们人体的大脑可是一个"贪吃鬼"，只有让它吃饱了，它才会一心一意地给我们工作。

清晨人体的脾脏困顿呆滞，常使人胃口不开、食欲不佳。早餐不宜进食油腻、煎炸、干硬以及刺激性大的食物，否则易导致消化不良。因此，早餐适宜吃容易消化的温热、柔软食物，如牛奶、豆浆、面条、馄饨等，最好能喝点粥。如在粥中加些莲子、红枣等，将更有益于健康。

幼儿的早餐常以 1 杯牛奶、1 个鸡蛋和 1 个小面包为佳。

青少年比较合理的早餐是 1 杯牛奶，适量的新鲜水果或蔬菜，100克干点（面包、馒头、大饼或饼干等含碳水化合物较高的食品）。

中年人较理想的早餐是 1 个鸡蛋，1 碗豆浆或 1 碗粥，少量干点（馒头、大饼、饼干和面包均可），适量的蔬菜。

老年人的早餐除了供应牛奶和豆浆以外，还可多吃粥、面条、肉松和花生酱等既容易消化，又含有丰富营养的食物。

越是细嚼慢咽，越能激活大脑

从小时候起，我们的父母就总在耳边叮嘱："慢点吃，嚼细点！"慢慢地，我们把这种声音看作是大人的唠叨。其实，细嚼慢咽对人体的健康有着许多好处。

咀嚼不仅可以锻炼嚼肌，增加牙齿的咬力，坚固牙齿；还可增加食物在口腔中的搅拌时间，减轻胃肠道的"工作量"；另外，咀嚼还有一个意想不到的功能，那就是健脑。

咀嚼次数与人的大脑又有什么关系呢？

有医学家调查过12名年龄从18岁至40岁的人嚼完口香糖之后大脑的血流情况，调查结果表明在嚼口香糖的过程中，大脑运动感觉中枢的血流量增加了25%～28%，味觉中枢增加了9%～17%，小脑增加8%～11%，但是咀嚼这个动作一停止，血流量立刻又恢复到原来的水平。

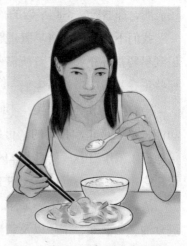

吃饭细嚼慢咽，有利于肠胃健康，还能激活大脑

也曾经有人拿小白鼠做过实验，结果表明让小白鼠吃一些坚硬的食物，它脑部的血流量就会增加。也有其他的实验结果表明，咀嚼这个动作可以增强大脑中的脑神经细胞的活力。

科学研究表明，牙齿少的人患痴呆症的概率要比其他人高，这也许就是进餐时不能充分咀嚼带来的不好影响吧。用上了年纪的老鼠来做实验，发现随着年龄的增加，不仅咀嚼能力会下降，其记忆力也明显减退，与记忆力有关的海马组织的活动也明显减少。

从增加大脑的活力这点来说，我们应该改变饮食习惯，多吃一些硬的食物，增加咀嚼的次数。但是，实际生活中咀嚼的次数有时候是无法控制的，那么就有意识地延长进餐的时间吧，这点一般人都应该可以做到。比如我们吃牛肉干之类的食物时，可以慢慢地一边品味一边嚼，这样也会增加大脑的血流量。吃饭

· 养脑小贴士 ·

工作繁忙的时候，吃饭的速度难免会加快。这时候，需要提醒自己，做个深呼吸，尽量心平气和、悠闲地享受美食！咀嚼的次数越多，脑部的血流量增加得越多。

的时候，尽可能吃得慢一点，细嚼慢咽，既可以仔细地品味食物的味道，也可以起到减肥的作用，这可是一个两全其美的好办法。

如何饮酒不伤害大脑？

喝酒的人群中有 80% 以上的人，在初期喝酒的过程中，在醒来的第二天有过头晕、头痛的经历，这表明饮酒对我们的大脑是有伤害的！

酗酒之所以会对大脑带来伤害，主要是因为酒中的乙醇会直接通过胃黏膜吸收进入血液，并很快通过血脑屏障进入大脑。酒精是一种亲神经物质，并且具有神经毒性作用，而且还能直接杀伤脑细胞，使之溶

· 养脑小贴士 ·

要想保持聪明的大脑，最好的饮酒方式就是当天的工作完成之后和几个知己心情愉快地喝酒。但是，聊得热火朝天时就容易喝过头，这一点大家一定要注意。

解、消亡、减少。所以如果长期饮酒，脑细胞死亡速度会越发加快，脑萎缩也会越来越严重。伴随脑血流量的减少，脑内葡萄糖代谢率、脑神经细胞活性均减低，大脑功能随之衰退，也导致脑萎缩加重。

上面列举的全是喝酒的坏处，可还有句话叫"酒为百药之长"。大家也都知道，适度饮酒的人比滴酒不沾的人更长寿，饮酒甚至还能激活大脑功能。

不过，饮酒一定要适量。而且酒精既然是一种药物，喝酒的时候就需要注意喝酒的方法。首先，要边吃东西边喝酒。其次，要不慌不忙地慢慢喝。不过，不管你喝得有多慢，半夜 12 点之前也要打住。还有，一周之内应该有两天不喝酒，让你的肝脏休息休息。

知道了正确的喝酒方法，接下来就是选择有健脑作用的菜肴了。

喝酒之后，血液中的酒精浓度就会上升，储存在体内的镁就会和尿

液一起被排出来，这个事情需要多加注意。

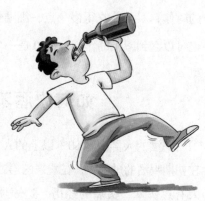

不少人很关心钙质的摄取，可对于镁这种矿物质的摄取就漠不关心。但镁这种矿物质对于人体来说也是非常重要的，要知道它有一个别名叫"抗紧张矿物质"。如果人体内的镁和钙这两种矿物质比例失衡，大脑功能就会出现异常，人会表现得坐卧不安，出现各种情绪不稳的症状。为

长期酗酒会降低人的脑量，
引起大脑的萎缩

了保持大脑的最佳状态，人体内钙和镁的最理想的比例是 3 : 1。

因此，我们应选择富含镁元素的代表性食品，如花生和腰果等坚果类。人们喝啤酒的时候总少不了这些坚果类的酒肴，建议大家喝酒的时候也一定要点一些坚果类的酒肴。

饮酒过量，大脑易萎缩

曾有不少科学研究结果表明，一天喝上一两杯酒或许能对心脏产生一些有益的作用。然而，美国科学家最近公布的一项研究结果则表明，即使适量饮酒也会对大脑产生不利影响。

研究人员介绍说，长期酗酒会降低人的脑量，这已是一个不争的事实，即使适量饮酒都会引起某些人发生中风，此外，长期酗酒还会导致人的大脑萎缩。

研究发现，无论是轻度还是中度饮酒都不能避免酒精对人的大脑产生不利的影响。一周饮酒量在 1 ~ 6 杯的人被视为轻度饮酒者，中度饮酒者则是一周饮用 7 杯以上酒的人。根据磁共振成像检查的结果，轻度和中度饮酒者在饮酒后的确会引起脑量的萎缩。研究还发现，这种情况不分男女，也不分种族。

还要注意，酒后不要服用安眠药，这是因为酒里的酒精有麻痹和镇静作用，使人的血压降低，使人的心、脑血含量下降，产生低氧，严重者可能导致死亡。

补充钙和镁时重要的是要保持合适的比例，不能因为摄取了镁就忘记了钙质的摄取。作为下酒菜，小鱼、羊栖菜和芝麻之类的食物都是不错的选择。钙质如果和碳水化合物一起摄取，其吸收率就会大大提高。所以建议大家吃米饭的时候不妨把烤沙丁鱼和多春鱼作为下饭菜，还可以把炖出来的羊栖菜盖在米饭上，热汤热水吃个痛快。

尽量和别人一起吃饭

吃饭的主要目的是摄取身心活动所必需的营养成分，但是，仅仅是获取营养的话吃饭这个事情就变得索然无味了，几乎所有的人都期望吃到美味的东西。真正吃到美味的东西的时候，人们总是有一种冲动想把自己的感受告诉别人。和意气相投的朋友一起吃饭，即便吃的是和平时一样的饭菜，也会觉得很好吃。那是你的一种心理作用，因为你在和朋友经历相同的体验，分享相同的心情和感受。

越吃好吃的东西越能激活大脑，而"好吃"这种评价不是绝对的而是相对的。也就是说，你越觉得好吃，越能激活你的大脑。如果你想觉得食物美味，那么你一定要和别人一起吃饭。

在职场中，在餐桌上谈业务是不可或缺的生意技巧。为什么呢？因为人类有一种心理倾向，一起吃饭的时候容易被说服。

· 养脑小贴士 ·

单独进餐易产生不良情绪，和同事、家人一起吃饭，心情舒畅，胃液的分泌也相对旺盛，可使食物尽快地消化和吸收。此外，多人一起吃饭，食物品种类也多，每种吃一点容易达到营养平衡。

边吃饭边说服对方，这在心理学上有个术语叫作"午餐技巧"。即便不是说服对方，仅仅是一起吃个饭，如果交谈愉快，饭局本身就很有意义。为什么呢？那是因为一起吃过饭的人，感情上一下子就走近了。如果一个人想亲近另一个人，那么他一般会向对方发出邀请，

"下次一起吃个饭吧！"那是因为他本能地知道一起吃饭的效果。

有人感叹近来没吃什么好饭，很有可能他是一个人吃饭。饭食再好，一个人吃的话也是味同嚼蜡。如果总是一个人无聊地吃饭，他的大脑很可能就变得不好使了。

因此，为了保持大脑活跃，尽量和他人一起吃饭。

如何喝咖啡对大脑有益

很早以前，人们就已经发现咖啡有提神醒脑的作用，于是就将其作为提神的饮料而时常饮用。

喝了咖啡之后，人体会产生一种叫作烟酸的物质。烟酸是 B 类维生素的一种，具有促进糖分和脂质代谢的作用，据说我们人体所消耗的能量的 70% 以上都是烟酸制造出来的。另外，烟酸还有改善血液循环、强化大脑功能的效果，是一种非常重要的物质。

·养脑小贴士·

咖啡虽然具有提神醒脑的作用，但不宜大量饮用，喝太多的话，可能令人变得疯狂、性情大变、喜怒无常、具攻击性、焦虑不安，甚至成为妄想狂。

但是，烟酸不能在人体内合成，所以必须依靠食物来补充。

富含烟酸的代表性食物不仅有豆类、肉类和坚果类等，咖啡中烟酸的含量也很丰富。

但很多人都喜欢喝咖啡不加糖，其实，喝咖啡的时候最好加点糖，砂糖进入体内后会转化成糖原，而正是糖原给我们的大脑提供了能量。

上班族巧选健脑小零食

整日面对电脑、加班的上班族常常被折腾得头昏脑胀，吃什么能补脑呢？营养专家给出了答案：上班族及脑力劳动者应多食用坚果类食品，从而达到健脑益智的目的。其实，这些美味坚果多吃很有益处，除了能健脑益智，还能帮助身体排毒，达到减肥瘦身的目的，让上班族在享受美味的同时，还能拥有健康。

1. 开心果

开心果可谓"心脏之友"，上班族每天吃上 28 克开心果，大概是 49 颗，热量在 670 焦耳左右，不仅不用担心发胖，还有助于控制体重。

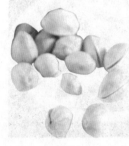

这是因为吃饱的感觉通常需要 20 分钟，吃开心果可以通过剥壳延长食用时间，让人产生饱腹感和满足感，从而帮助减少食量和控制体重。常吃点开心果可以预防便秘，有助于机体排出毒素。开心果富含不饱和脂肪酸、胡萝卜素、过氧化物以及酶等物质，适当食用能保证大脑血流量，令人精神抖擞、容光焕发。

开心果

2. 瓜子

瓜子含有的脂肪最多，占其成分的一半以上，但都是不饱和脂肪酸，其中亚油酸占到 50%，它有助于人体发育和生理调节，能起到预防便秘、降低血清胆固醇的作用。瓜子中钾的含量很高，超过了香蕉和橘子。钾是人体中不可缺少的物质，一旦缺少，会引起心肌衰弱、肌肉无力，甚至诱发心肌梗死。

需要特别指出的是，葵花子是瓜子中的佼佼者，营养相当丰富。每天吃一把葵花子，就能补足人体一

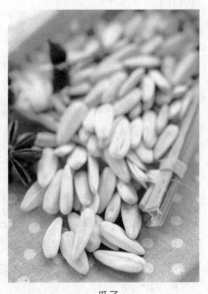

瓜子

天所需的维生素 E。葵花子所含的蛋白质可与各种肉类媲美，特别是含有制造精液不可缺少的精氨酸。常食葵花子对预防冠心病和中风、降低血压、保护血管弹性有一定作用。医学家认为，葵花子能治失眠、增强记忆力，对预防癌症、高血压和神经衰弱有一定作用。

3. 花生

花生为低胆固醇食品，有润肠通便的作用。花生的蛋白质含量高达 30% 左右，营养价值可与动物性食品如鸡蛋、牛奶、瘦肉等媲美，且易于被人体吸收。花生中含有丰富的脂肪、卵磷脂、维生素 A、B 族维生素、维生素 E 以及钙、磷、铁等营养成分。适量食用花生除了能控制体重，还能起到滋补益寿的作用。最近，美国农业

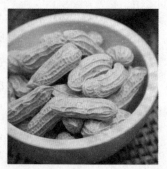

花生

部的科学家发现，花生中所含有的白藜芦醇化合物有助于降低癌症和心脏病的发病概率。

4. 松子

松子被誉为"长寿果"，含有蛋白质、脂肪、糖类，而且松子中所含的脂肪大部分为亚油酸、亚麻酸等有益于人体健康的必需脂肪酸，钙、磷、铁等的含量也很丰富，常吃可滋补强身。松子存放时间过长会产生哈喇味，此时不宜再食用，另外，胆功能不良者应慎食松子。

5. 夏威夷坚果

夏威夷果中含有大量的不饱和脂肪酸，还含有 15%~20% 的优质蛋白质和十几种重要的氨基酸，这些氨基酸都是构成脑神经细胞的主要成分。坚果中对大脑神经细胞有益的维生素 B 族和维生素 E 及钙、磷、铁、锌等的含量也较高。因此，威夷果对改善脑部营养很有益处。